Rolfing

Hans Georg Brecklinghaus

Rolfing

Was es kann,
wie es wirkt und
wem es hilft.

PAL

CIP-Titelaufnahme der Deutschen Bibliothek

Brecklinghaus, Hans-Georg:
Rolfing : was es kann, wie es wirkt und wem es hilft / Hans Georg Brecklinghaus. - Mannheim : PAL, 1992
(Therapieverfahren unserer Zeit)
ISBN 3-923614-42-X

Herstellung: C. Bockfeld, Neustadt
Grafische Gestaltung: Stefanie Blockus

Inhaltsverzeichnis

Einleitung

Wer für seine Gesundheit oder sein seelisches Wachstum nach „ganzheitlichen" oder „alternativen" Wegen und Möglichkeiten sucht, sieht sich einer überwältigenden Fülle von therapeutischen oder pädagogischen Angeboten gegenüber. Überwältigend freilich im doppelten Wortsinn, denn „wer die Wahl hat, hat die Qual". Selbst Fachleuten fällt es zunehmend schwer, sich noch in der Vielfalt angebotener Methoden zurechtzufinden, die sich als Ergänzung oder Alternative zu eher schulwissenschaftlich orientierten Verfahren der Medizin oder Psychologie verstehen.

Den suchenden Laien beschäftigen vor allem drei Fragen. Erstens: Was möchte ich für mich erreichen? Für welche Probleme suche ich eine Lösung? Aus der Antwort ergibt sich die zweite Frage: Welche Therapieform/Methode unter den in Frage kommenden spricht mich persönlich an? Und schließlich: Handelt es sich um eine fundierte Methode bzw. um qualifiziert ausgebildete Praktizierende?

Diese Buchreihe möchte Ihnen helfen, diese Fragen für sich zu klären, auch wenn sie das persönliche Gespräch mit dem Therapeuten/Lehrer Ihrer Wahl nicht ersetzen kann. Doch auch der Fachmann bzw. die Fachfrau kann sich mit Hilfe dieser Reihe über „benachbarte Disziplinen" informieren.

Das Buch, das Sie gerade in Ihren Händen halten, möchte Ihnen das „Rolfing" vorstellen, so genannt nach der Begründerin Dr. Ida Rolf. Der Fachausdruck für das Rolfing ist „Strukturelle Integration". Es geht bei dieser Methode darum, die Körperstruktur, ihre Form, dahingehend zu verbessern und zu integrieren, daß sich die Gesamtpersönlichkeit mit weniger Energieaufwand freier entfalten kann und zu einem natürlichen Gleichgewicht findet.

Diese recht allgemeine Definition möchte ich in einige Grundannahmen des Rolfing-Ansatzes auffächern:

1. Seelisches und körperliches Wohlbefinden hängen wesentlich von einem Körperaufbau ab, der in sich ausbalanciert eine harmonische Beziehung zur Erdanziehungskraft aufweist.
2. Die meisten Menschen befinden sich in einer Art Kriegszustand mit der Schwerkraft, weil das Gleichgewicht ihres Körpers aus dem Lot geraten ist.
3. Unser Körper ist in seiner Gestalt form- und veränderbar. Deshalb ist es möglich, mit Hilfe einer bestimmten Behandlung des Bindegewebes, vor allem der Muskelhäute (Faszien) zu einem harmonischen Verhältnis des Organismus zur Schwerkraft (zurück) zu finden.
4. Rolfing verändert die räumliche Beziehung verschiedener Körperteile zueinander und erlaubt eine

mühelose innere Aufrichtung des Menschen im Schwerefeld der Erde.

5. Im Rolfing-Prozeß entwickelt sich ein bewußteres Erleben des Körpers, der als Ausdruck der Gesamtpersönlichkeit verstanden wird.
6. Innere Aufrichtung und eine ebenso flexible wie stabile Struktur sind sowohl auf der körperlichen wie auf der seelischen Ebene eine Voraussetzung inneren Gleichgewichts. Rolfing ist ein Weg dorthin.

Im Laufe der Jahrzehnte hat sich Rolfing auf vielen Gebieten als hilfreiche Methode körperlich-seelischer Grundlagenarbeit bewährt. Zu nennen sind die Bereiche Gesundheitsvorsorge, Abbau chronischer Fehlspannungen, Probleme der Körperstatik in Form von Haltungsproblemen, Erweiterung körperlicher Bewegungsmöglichkeiten, Förderung körperlicher Empfindungs- und Ausdrucksmöglichkeiten, Abbau chronischer seelischer Verkrampfungen, Geburtsvorbereitung, Unterstützung von Selbstheilungsprozessen bei chronischen Gelenkproblemen usw.

Der zur Verfügung stehende Rahmen des Buches macht die inhaltliche Beschränkung auf Wesentliches notwendig. Dabei kam es mir darauf an, Vorzüge und Grenzen des Rolfing möglichst praktisch und anschaulich zu schildern. Somit eignet sich das Büchlein gut als Ergänzung bereits vorliegender Veröffentlichungen über Rolfing.

Der Einfachheit halber spreche ich im Buch stets von „Rolfer" und „Klient" anstatt von „Rolfer(in)" und „Klient(in)". Die Leser(innen) bitte ich in diesem Punkt um Verständnis.

– 1 –
Das Konzept des Rolfing

Grundlagen des Rolfing

Vier Elemente sind die Eckpfeiler, deren Zusammenhang die Theorie des Rolfing umreißt. Es sind dies: Strukturelle Gliederung und Statik des Körpers, Erdanziehungskraft, Formbarkeit des Körpers, das muskuläre Bindegewebe (Faszien).

Wir alle wissen, daß die Statik eines Körpers über sein Gleichgewicht entscheidet. Der schiefe Turm von Pisa bleibt nur solange stehen, wie er im Verlauf seines seitlichen Absinkens von der senkrechten Schwerkraftachse eine kritische Grenze nicht überschreitet. Ein schief wachsender Baum hat es da schon besser, er kann die Richtung seines Wachstums ändern und sich so der Schwerkraft anpassen. Und der Mensch? Auch er ist der Schwerkraft unterworfen. Diese banale aber grundlegende Wahrheit ist uns leider nur selten bewußt. Denn wir können diese Energie weder sehen noch hören, weder riechen noch anfassen. Sie haben vielleicht einen Bekannten, der ein zu kurzes Bein hat. Bei genauerem Hinsehen läßt sich feststellen, daß sich seine Wirbelsäule seitlich gekrümmt hat, weil sie die einseitige Gewichtsverlagerung ausgleichen muß. Auch die Oma, die mit krummem Rücken gestern an Ihnen vorbeiging, hat das Problem, daß sie ständig gegen die Schwerkraft ankämpfen muß. Diese extremen Beispiele verdeutlichen: Ob wir uns bewegen oder im Ruhezustand stehen/sitzen, wir müssen uns stets der Schwerkraft anpassen. Wir tun das meist ganz unbewußt durch feinste Gleichgewichtskorrekturen. Die Anpassung gelingt uns mehr oder weniger gut, mehr oder weniger ökonomisch. Dieses Mehr oder Weniger hängt davon ab, wie harmonisch unsere Körperstruktur ausbalanciert ist.

Erinnern Sie sich noch daran, wie Sie als Kind mit Bauklötzen einen Turm gebaut haben? Sehr bald haben Sie herausgefunden, wie die Klötzchen gesetzt werden müssen, damit der schöne Turm nicht zusammenstürzt. Je genauer Sie die Klötzchen senkrecht übereinander gelegt haben, desto stabiler war das Ganze. Und da Sie neugierig waren, probierten Sie aus, wie weit einzelne Klötzchen „gefahrlos" von der Mitte abweichen durften. Dieses einfache Beispiel sagt Wesentliches über die Körperstatik und -struktur aus: Sind die Schwerpunkte der Klötzchen genau übereinander angeordnet, dann entsteht eine stabile Gesamtkonstruktion, eine ausbalancierte Struktur. Die Gesamtstruktur ist also das Verhältnis, das die einzelnen Teile (Segmente) des Körpers im Raum zueinander einnehmen. Diese Gesamtstruktur steht wiederum in einem bestimmten Verhältnis zur Erdanziehungskraft. Der Turm bleibt nämlich nur stehen, wenn er in seinem Aufbau der Schwerkraft angepaßt ist. Umgekehrt macht die Schwerkraft den Aufbau des Turms überhaupt erst möglich. Der Gegendruck des

Bodens hält nämlich ein Teil auf dem anderen fest. Und dies geht am leichtesten, wenn alle Schwerpunkte der Bauklötzchen wie durch eine unsichtbare gerade senkrechte Linie verbunden sind. Eine weitere Voraussetzung ist, daß die Verbindungsflächen der Klötzchen waagerecht verlaufen.

Da auch der Mensch ein Körper ist, läßt sich das Klötzchenmodell auf ihn übertragen. Auch der Mensch läßt sich in Teile gegliedert vorstellen: in Kopf, Hals, Schultergürtel, Brustraum, Bauch, Becken, Oberschenkel, Unterschenkel und Füße.

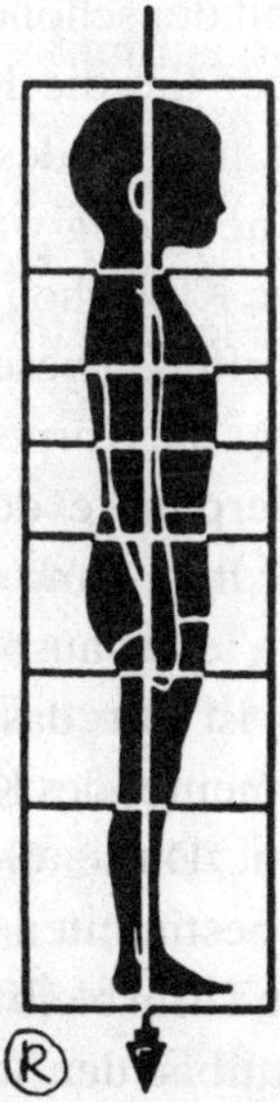

Abb. 1

Wenn diese Körperteile senkrecht übereinander angeordnet sind, bildet die Verbindung ihrer Schwerpunkte ebenfalls eine innere senkrechte Linie im Menschen, die mit der senkrechten Schwerkraftachse idealerweise identisch ist. In diesem Fall kann die Energie der Erdanziehung ungehindert durch den Körper hinabfließen und erzeugt einen Gegendruck vom Boden her, welcher aufrichtend auf die Schwerpunkte der Körperteile zurückwirkt (Antigravitationsfaktor). Der Organismus braucht vergleichsweise wenig Energie, um sich im Gleichgewicht zu halten. Diese strukturelle Ordnung der Teile zu einem ausgewogenen Gesamtorganismus ist leicht überprüfbar: Wenn wir einen Menschen von der Seite her anschauen und ein unsichtbares Lot fällen, so geht dieses im Idealfall durch folgende Kontrollpunkte: Ohr, Schultergelenk, Ellbogen, Hüftgelenk, Knie und Fußknöchel (Abb. 1).

Wenn die Teile allerdings gegeneinander verschoben sind, wie z. B. auf Abb. 2, dann sind ihre Schwerpunkte nicht mehr im Einklang mit der Schwerkraftachse. Der Körper muß nun zusätzliche Energie aufbringen, um dennoch im Gleichgewicht zu bleiben. Die Teile können auf der waagerechten Ebene vor oder zurück verschoben sein (s. Abb. 2) und nach rechts oder links verrückt sein (s. Abb. 3). Sie können außerdem um die drei Raumesachsen *gekippt* sein. So veranschaulicht Abb. 2 die Drehung der Teile um die senkrechte Achse. Um die Achse, die von Seite zu

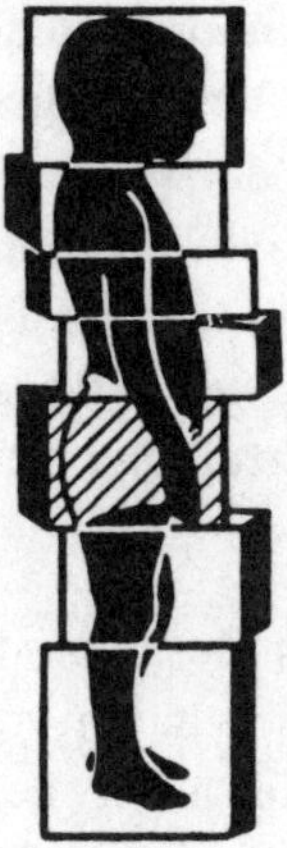

® Abb. 2

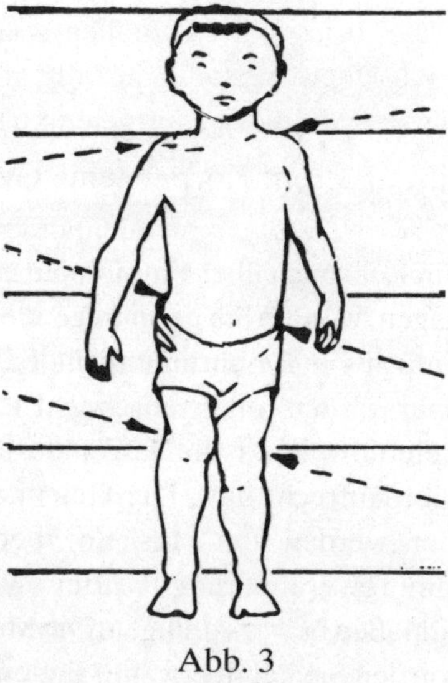

Abb. 3

Seite durch ein Teil hindurchgeht, ist auf Abb. 2 das Becken gekippt. Die Abb. 3 zeigt die Drehung um die Achse, die von vorn nach hinten durch ein Körperteil hindurchführt. So steht dort z.B. das Becken links höher als rechts. Ein solchermaßen aus dem Lot geratener Organismus muß sich *gegen* die Schwerkraft behaupten, was zu Streß und Verschleißerscheinungen der Gelenke führt.

Wichtig in diesem Zusammenhang: Die Stellung jedes einzelnen Teiles hängt von der Stellung der anderen ab, so daß sich alle Teile in ihrer Lage wechselseitig bedingen. Beispiele dafür werden wir später kennenlernen.

Was gibt unserem Körper seine Gestalt?

Wenn Sie ein Lehrbuch über Physiologie und Anatomie aufschlagen, werden Sie darin folgende – von mir etwas vereinfachte – Beschreibung finden: Der „Bewegungsapparat" hat als statisches Element das Knochenskelett, welches die Form des Menschen bildet und ihn aufrecht hält. Die Gelenke zwischen den Knochen werden von Muskeln überquert, die durch Spannungsveränderung die Bewegungen einzelner Gliedmaßen bewerkstelligen. Die Muskelhäute (Faszien) werden Sie kaum erwähnt finden. Dabei ist es gerade das Bindegewebe, welches als „Organ der Struktur" fungiert. Stellen Sie sich vor, daß Sie für einen Moment alle Organe, Knochen, Muskeln usw., alle Gewebearten außer dem Bindegewebe aus Ihrem Körper entfernt hätten. Was würden Sie im Spiegel sehen? Nun, Sie würden exakt die Form Ihres Körpers sehen, seinen Umriß in allen Einzelheiten – in Gestalt eines dreidimensionalen Geflechts von Bindegewebe. Das Bindegewebe verbindet nämlich nicht nur, es unterteilt auch, definiert räumliche Anordnungen im Körpergefüge. Uns interessieren hier vor allem die Muskelhäute (Faszien), welche die Muskeln als Ganzes, Muskelbündel und Muskelfasern umhüllen (Abb. 4). Es handelt sich also um ein Netzwerk mit oberflächlicheren und tieferen Schichten.

Die äußerste Schicht stellt das Unterhaut-Bindegewebe dar, das den ganzen Körper umhüllt. Die Muskelhäute ermöglichen die Weitergabe von Spannungsveränderungen über verschiedene Körperabschnitte hinweg, weil die Muskelhäute ineinander übergehen. Die Bindegewebshüllen bestimmen, wie frei benachbarte Muskeln übereinander gleiten können. Ein komplexes Zusammenspiel der Spannungszustände umgebender Muskelhäute und Muskeln bestimmt die Stellung der Knochen zueinander. Wir stellen dem einseitig auf die Bedeutung des Knochengerüsts abhebenden Bild vom „Bewegungsapparat" aus der schulmedizinischen Literatur ein ebenso überspitztes, aber realistischeres Bild gegenüber: Die

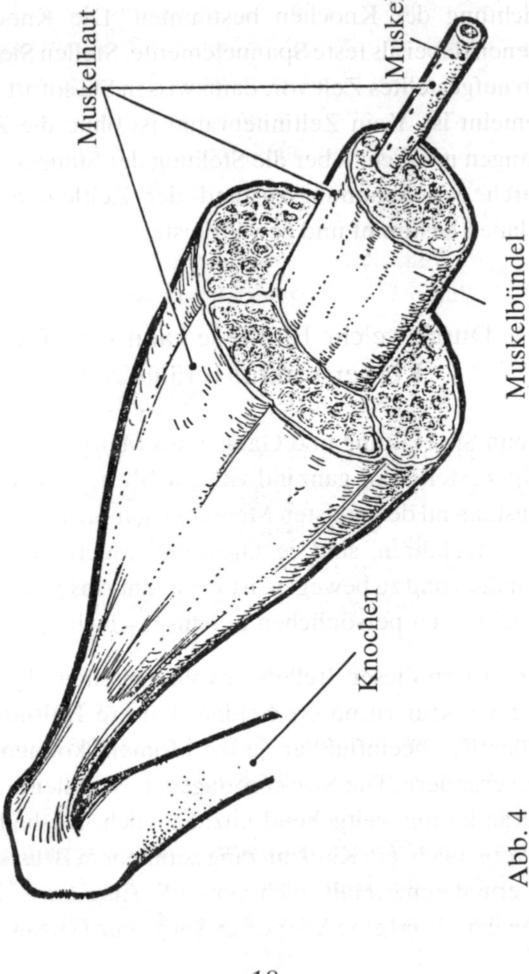

Abb. 4

Knochen des Skeletts „schwimmen" in einem beweglichen Umfeld aus Muskeln, Bändern und Muskelhäuten, welche über Bewegungsmöglichkeiten und -richtung der Knochen bestimmen. Die Knochen dienen dabei als feste Spannelemente. Stellen Sie sich ein aufgestelltes Zelt vor, dann wissen Sie sofort, was gemeint ist. Kein Zeltinnenraum ist ohne die Zeltstangen möglich. Aber die Stellung der Stangen wird durch den Spannungszustand der Zeltleinen und -planen bestimmt und gewährleistet.

Durch welche Einflüsse kann sich eine Körperstruktur verändern?

Wenn Sie Haltung und Gang eines Menschen beobachten, stellen Sie ganz individuelle Muster fest. Diese Muster sind den meisten Menschen gar nicht bewußt, so „eingefahren" sind sie. Diese individuelle Art, sich zu halten und zu bewegen, ist vor allem Ausdruck und Ergebnis der persönlichen Lebensgeschichte.

Es ist an dieser Stelle sinnvoll, zwischen Haltung und Struktur zu unterscheiden. Unsere Haltung ist willentlich beeinflußbar, jeden Moment können wir sie verändern. Die Struktur dagegen ist willentlicher Veränderung weitgehend unzugänglich. Deshalb ist es vergeblich, ein Kind mit eingesunkenem Brustkorb zu ermahnen: „Halt' dich gerade!" Eine kurze Zeit mag dem Kind eine Verbesserung seiner Haltung gelingen. Dann fällt es jedoch wieder in die gewohnte Haltung zurück, weil diese Ausdruck seiner fixierten Struktur ist. Eine „gute Haltung" ergibt sich nicht durch mühevolles Sich-Halten, sondern durch die Befreiung von strukturellen Beschränkungen, welche dem Körper erst eine leichte und anmutige Haltung erlaubt.

Die Erfahrungen jedes Menschen prägen – wie gesagt – seinen Körperbau und seine Bewegung. Vielfältige Einflüsse seelischer wie körperlicher Art verbinden und überlagern sich zu einer ganz individuellen Struktur. Zunächst vielleicht nur unmerkliche Veränderungen der Körperstatik können sich im Laufe der Jahre zu gravierenden Fehlformen auswachsen, die dann die Körperhaltung weitgehend festlegen. Seelische Traumata der Kindheit, Unfälle und Operationen, Krankheiten und kulturelle Haltungsgewohnheiten führen schließlich zu strukturell verfestigten Struktur- und Bewegungsmustern. Schauen wir uns zwei Beispiele an:

Eine Sportverletzung am rechten Hüftgelenk kann dazu führen, daß die linke Körperhälfte einseitig beansprucht wird (Schonhaltung). Mit der Zeit verkürzen und verdicken die Muskelhäute der linken Becken- und Beinseite, und die betroffenen Muskeln werden unbeweglicher. Es entsteht eine ungleiche Belastungssituation. Die Körperteile werden aus ihrer senkrechten Anordnung gezogen. Verkürzungen in einem Teil führen nämlich zu einem Ausgleich in anderen Körperregionen, etwa entlang der Wirbelsäule, um die Statik auszugleichen. Die Schwerkraft übt dabei einen stetig verstärkenden Einfluß auf alle Unausgewogenheiten aus. Ein anderes Beispiel: Ein Kind lernt durch problematische Verhältnisse in Familie und Schule, daß es vor anderen stets „auf der Hut" sein muß, daß es im Leben stets kämpfen muß. Diese Lebenseinstellung macht sich bei ihm in einem vorgestreckten Brustkorb und zurückgezogenen Schultern bemerkbar. Diese seelisch bedingte Haltung führt zu einer Verengung des oberen Rückens durch chronische Anspannung der Muskulatur um die Brustwirbelsäule und zwischen den Schulterblättern. Auch in diesem Fall verfestigen und verkürzen sich Muskeln und Muskelhäute in diesem Körperabschnitt, was zu Reaktionen in anderen Körperteilen, z.B. zu Hohlkreuz und durchgedrückten Knien, führen kann.

Welche Ursachen auch immer in Frage kommen: Fatal ist neben den Strukturschwächen, daß der Stoffwechsel in verklebten und verdickten Gewebezonen gestört wird, daß eine chronisch angespannte Körperbefindlichkeit auch das Fühlen und die seelische Flexibilität beeinträchtigt. Das vegetative Nervensystem pendelt sich auf einem zu hohen durchschnittlichen Spannungsniveau ein. Atmung und Organe können nicht mehr völlig frei arbeiten. Denken Sie nur an einen Menschen mit ständig eingesunkenem Brustkorb. Vielleicht nehmen Sie einmal bewußt eine solche Haltung ein: Spüren Sie, wie die Atmung eingeschränkt wird?

Eine veränderte Körperstruktur verändert auch die Art und Weise der Bewegungen – und umgekehrt. Denn beides beeinflußt sich wechselseitig. Die Körperform entwickelt sich im Laufe des Lebens entsprechend den Anforderungen, die an sie gestellt werden. Umgekehrt können sich Bewegungen nur in dem Rahmen entfalten, der ihnen von der Struktur des Körpers und seiner Gelenke vorgegeben wird. Wenn z.B. ein Kniegelenk, welches hauptsächlich Aufgabe und Form eines Scharniers hat, über lange Zeit durch zusätzliche seitliche Drehbewegungen beim Vorwärtsgehen wie ein Sattelgelenk gebraucht wird, verändert das Gelenk mit seinen Muskeln, Bändern und Meniski Spannung und Form, bis sie tatsächlich dem instabilen Gebrauch des Knies entsprechen. Das Gelenk wird zusätzlichen Belastungen ausgesetzt, was zu einem weiteren Verschleiß führt.

Wenn sich aber aufgrund der Formbarkeit des Bindegewebes die Körperstruktur ungünstig verändern kann, dann muß auch eine Umkehrung möglich sein. Es muß möglich sein, unausgewogene Spannungsmuster im Körper wieder mehr ins Gleichgewicht zu bringen. Und in der Tat, genau dies war die Erkenntnis von Ida Rolf. Hier setzt ihre Methode an. Frau Rolfs Verdienst liegt darin, daß sie einen Zusammenhang zwischen den vier Faktoren (Struktur, Schwerkraft, Bindegewebe, Formbarkeit des Körpers) herstellte. Dadurch kreierte die promovierte Biochemikerin im Laufe langjähriger praktischer Arbeit einen ebenso „einfachen" wie genialen Weg zur mühelosen Aufrichtung des ausbalancierten Körpers im Schwerefeld der Erde.

Ziele der Rolfing-Behandlung

Obwohl Rolfing mehr als nur körperliche Veränderungen bewirken kann, sind die Absichten eines Rolfers bzw. einer Rolferin doch zunächst einmal „nur" struktureller Art. Das allgemeine Ziel einer Rolfing-Behandlung, die Körperstruktur dahingehend zu verbessern, daß sie sich in größerer Harmonie mit der Schwerkraft bewegen kann, läßt sich in folgende wesentliche Teilziele gliedern:

1. Die Körperteile sollen sich um eine gedachte innere Linie herum organisieren, die beim aufrechten Stehen annähernd mit der Schwerkraftachse zusammenfällt. Diese innere Linie führt vom Scheitelpunkt des Kopfes entlang der Vorderseite der Wirbelsäule abwärts, durch den Beckenboden hindurch und erstreckt sich zwischen Knien und Fußknöcheln bis zum Boden. Sie dient der Ausrichtung des Körpers im Schwerefeld der Erde. Sie ist ein Organisationsprinzip, von dem unsere Bewegungen

ausgehen können und zu dem sie wieder zurückkehren. Bei beugenden Bewegungen des Körpers sollte die innere Linie sich möglichst harmonisch krümmen, wobei die Schwerpunkte der Teile sich so eng wie möglich an die Schwerkraftachse halten.

2. Herstellung eines Gleichgewichts zwischen Körpervorderseite und -rückseite. Vor und hinter einer denkbaren seitlichen Linie (vgl. Abb. 1) sollte sich das gleiche Körpervolumen befinden.

3. Dieses Ziel steht im Zusammenhang mit dem anzustrebenden Spannungs-Gleichgewicht zwischen Beuge- und Streckmuskeln des Körpers, den sogenannten Agonisten und Antagonisten. Gelöstes Stehen, Sitzen und Gehen ist nur möglich, wenn Beuger und Strecker miteinander statt gegeneinander arbeiten. Dies bedeutet: Wenn ein Beugemuskel anspannt, sollte sich der zugehörige Streckmuskel ungehemmt verlängern können. Dies gilt für die Bewegung einzelner Gliedmaßen ebenso wie für eine Bewegung größerer Abschnitte des Körpers. So bestimmen die Spannungsverhältnisse zwischen den Beugern der Körpervorderseite (z. B. Bauchmuskeln) und den Streckern des Rückens das Verhältnis von Vorder- und Rückseite des Körpers beim Vorbeugen des Oberkörpers. Wenn Beugemuskeln und Streckmuskel harmonisch zu-

sammenarbeiten, bleibt der Rumpf frei von unnötiger Krümmung/Verkürzung, und der Innenraum des Organismus wird nicht eingeengt.

4. Relative Symmetrie beider Körperhälften. Dies bedeutet ein *annäherndes* Gleichgewicht beider Körperseiten, was durchaus ein gewisses Maß an Asymmetrie beinhalten kann. Denn zum einen sind beide Hälften im Innern organisch unterschiedlich aufgebaut, zum anderen gibt es subjektive Gegebenheiten wie Rechts- oder Linkshändigkeit, die eine absolute Symmetrie ausschließen.

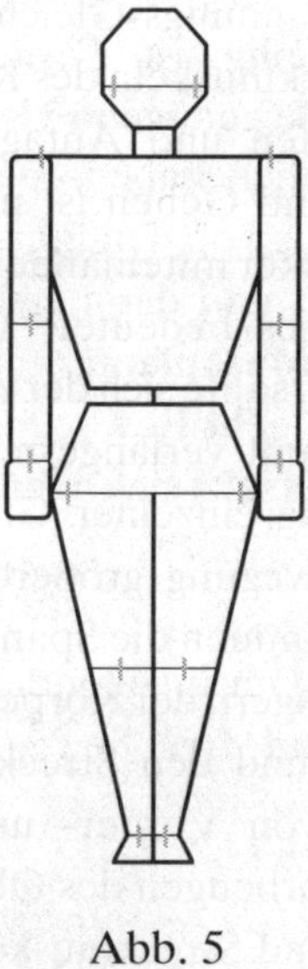

Abb. 5

5. Im Zusammenhang mit diesem Seite-zu-Seite Gleichgewicht steht die waagerechte Anordnung der paarigen Gelenke beider Körperhälften. Sprunggelenke, Knie, Hüftgelenke, Hand- und Ellbogengelenke, Schultern und Bißebene der Kiefergelenke sollten sich auf einer waagerechten Ebene befinden (Abb. 5).

6. Möglichst geringer Energieaufwand bei jeder Bewegung, was Gelassenheit und Anmut der Bewegung ausmacht. Dieses Ziel ist nur erreichbar, wenn der Körper bei Bewegungen ohne Blockierungen für die Bewegungsenergie durchlässig ist, sodaß der ganze Körper harmonisch am Bewegungsimpuls beteiligt ist. Ferner müssen die jeweils oberen Teile genügend Unterstützung durch die tiefer gelegenen haben. Wesentlich ist auch, daß die Bewegung von den inneren (intrinsischen) Muskeln ausgeht und dann erst von der äußeren (extrinsischen) Muskulatur aufgenommen wird. Auf diese Weise geht Bewegung von der Körpermitte aus und übersetzt sich dann in Arme und/oder Beine.

7. Atembefreiung. Der ungehinderte Atemfluß setzt angemessene und frei bewegliche Atemräume voraus.

Vorgehensweise in der Rolfing-Behandlung

Generell geht es darum, dem Bindegewebe und den Muskeln ihre angemessene Spannung (Tonus) und ihren Platz wiederzugeben. Dies wird auf der einen Seite durch Absonderung der Teile und Schichten des Körpers voneinander erreicht, damit diese sich frei und unabhängig voneinander bewegen können. Dies nennen wir den Aspekt der Differenzierung. Auf der anderen Seite sprechen wir vom Aspekt der Integration. Dies bedeutet, daß die Teile zu einer Einheit auf höherem Niveau finden sollen, um sich ökonomischer und harmonischer bewegen zu können. Beide Aspekte – Differenzierung und Integration – sind in der Rolfing-Behandlung stets präsent.

Differenzierung kann manchmal Lösung bedeuten. Häufig gleiten benachbarte Muskeln nicht frei aufeinander, sondern sind miteinander „verbacken". Der Rolfer löst diese verklebten Gewebeschichten, während der Klient durch bestimmte Bewegungen der entsprechenden Gliedmaßen günstigere Arten der Bewegung integriert. So können Muskeln wieder ihren vorgesehenen Platz und ihre natürliche Aufgabe übernehmen. Manuelle Eingriffe und bewußte Bewegung vermitteln dem Nervensystem das Erlebnis, daß eine bestimmte Bewegung auf einfachere, effektivere Art als bisher möglich ist. Bei nicht unabhängig voneinander arbeitenden Muskeln werden nämlich bei Bewegungen oftmals Muskeln (mit)eingesetzt, die dafür gar nicht „vorgesehen" sind.

Differenzierung bedeutet ferner das Dehnen chronisch verkürzter Muskelhäute und Muskeln. Diese Dehnung ist freilich keine rein mechanische Angelegenheit. Auch hier spielt ein Lernprozeß auf der Ebene des Nervensystems eine Rolle. Muskeln und besonders ihre Häute sind nämlich versorgt durch bestimmte Reizempfänger innerhalb ihrer Nerven, die auf starke und langsame Dehnung des Gewebes dergestalt reagieren, daß sie über das zentrale Nervensystem zu einer Verlängerung der Gewebefasern führen. Auch hier spielt die Verbindung von aktiver Bewegung des Klienten und manueller Dehnung eine Rolle.

Der erwähnte Integrationsgesichtspunkt der Behandlung kommt vor allem darin zum Ausdruck, daß der Rolfer während jeder Rolfing-Stunde darauf schaut, welche inneren Beziehungen und Zusammenhänge die individuelle Körperstruktur aufweist. Die Arbeit in einzelnen Körperzonen bezieht sich stets auch auf die Rolle, die diese im Gesamtzusammenhang spielen. Deshalb kann die Behandlung eines bestimmten Gebietes durchaus auf Effekte in einem ganz anderen Körpergebiet zielen. Die Integration ist der für den Rolfer schwierigere Teil der Arbeit, denn es kommt darauf an, eine in sich stimmige Struktur anzustreben, die den Möglichkeiten und Bedürfnissen der konkreten Einzelperson entspricht.

Zwischen Rolfer und Klient entsteht eine überwiegend nonverbale Kommunikation auf verschiedenen Ebenen, die eng miteinander verknüpft sind. Eine Ebene ist die der neuromotorischen Bewegungsempfindungen. Das Nervensystem bekommt Hilfen und Informationen, alte eingeprägte Bewegungsmuster aufzugeben und sich neue Möglichkeiten zu erschließen. (Man könnte auch sagen, alte „vergessene" Möglichkeiten wiederzuentdecken.) Dies veranlaßt später nach Beendigung der Rolfing-Behandlung das Bindegewebe, sein räumliches Netz weiter umzubauen.

Eine andere Ebene ist die allgemeine Verfeinerung des Körperbewußtseins. Die Sensibilisierung für Körperempfindungen soll die innere Achtsamkeit für positive und negative Einflüsse auf Körper und Seele wecken und steigern. Dies hilft die Veränderungen, die durch das Rolfing erzielt werden, dauerhaft zu machen. Diesem Zweck dient auch ein wachsendes Gespür für die Differenziertheit des eigenen Organismus und für die innere Linie.

Als dritte Ebene ist der geistig-seelische Bereich zu nennen. Während oder zwischen Rolfing-Sitzungen kann es zu Gefühlsentladungen wie Lachen, Weinen, Zorn und Erleichterung kommen. Alte oder aktuelle seelische Verletzungen, die im Gewebe und im Autonomen Nervensystem gespeichert sind, kommen oftmals an die Oberfläche und äußern sich in unbewußten Reaktionen oder in Form bewußter Erinnerungen bzw. Einsichten. Wir Rolfer bieten den Raum und die Unterstützung, solche Gefühle und Reaktionen zuzulassen. In der Regel arbeiten wir dann nicht so sehr mit Gesprächen wie das in der Psychotherapie der Fall ist – obwohl auch das wichtig sein kann. Wir arbeiten überwiegend mit dem Klienten auf der Ebene des Autonomen Nervensystems (ANS). Rühren wir beim Rolfing nämlich an alte körperliche oder seelische Traumata, dann wird im ANS ein Ablauf in Gang gesetzt, in dessen Verlauf – vereinfacht ausgedrückt – zunächst ein Erregungszustand (Sympathikus-Aktivität) und anschließend eine Spannungsauflösung (Parasympathikus-Aktivität) stattfindet. Der Ablauf dieses Zyklus, vor allem seine ungestörte Vollendung, erfordern eine ebenso einfühlsame wie kenntnisreiche Unterstützung durch den Rolfer. Auf diese Weise können spontane Selbstheilungsprozesse seelischer Art in Gang kommen. Über die aktuelle Situation hinaus kann so ein nachhaltiges Gleichgewicht im ANS und damit in der Psyche angeregt werden.

Allgemeiner Ablauf des Rolfing-Prozesses

In der Regel findet der Rolfing-Prozeß in einer Grundserie von 10 Sitzungen statt, die jeweils ca. 90 Minuten dauern. Im Laufe dieser 10 Sitzungen wird nach verschiedenen Gesichtspunkten der ganze Körper systematisch behandelt. In Kapitel drei lernen Sie ausführlicher den inneren Aufbau der Grundserie kennen, deshalb hier nur soviel: Von äußeren Gewebeschichten geht es in die tieferen, danach werden Tiefe und Oberfläche ausbalanciert. Ein anderer roter Faden ist die Neuordnung von den Füßen als Grundbausteinen her aufwärts. Jede Sitzung behandelt bestimmte Themen struktureller und bewegungsbezogener Art. Diese systematische Vorgehensweise ist aber nur die eine Seite der Medaille. Auf der anderen Seite muß ganz individuell gearbeitet werden. Während z.B. eine Person eher starr überstreckt dasteht und zu wenig Beweglichkeit besitzt, ist eine andere in sich zusammengesunken und hat womöglich überbewegliche Gelenke. Weist der eine Hohlfüße und ein nach hinten gekipptes Becken auf, so geht es bei dem anderen um Senkfüße und ein nach vorn gekipptes Becken. Der eine Mensch braucht mehr Stabilität und Erdverbundenheit, der andere mehr Flexibilität und Leichtigkeit usw. Außerdem kann es durchaus geschehen, daß strukturelle Probleme während einer Sitzung zugunsten emotionaler in den Hintergrund treten. Überhaupt ist der Rolfing-Prozeß auf die Einzelperson zugeschnitten, denn die

Bedürfnisse der Klienten sind recht unterschiedlich. Chronische Rückenbeschwerden stehen da neben der Erweiterung der Ausdrucksmöglichkeiten als Tänzer. In jedem Fall geht es um persönliche Lösungen für unterschiedliche Probleme und Herausforderungen.

In einem Einführungsgespräch klären Rolfer und Klient die persönlichen Bedürfnisse und Erwartungen an eine Zusammenarbeit ab. Die Vorgeschichte, eventuelle Krankheiten, Verletzungen etc. werden ebenso besprochen wie wichtige Faktoren der gegenwärtigen Lebenssituation. Vor und nach der Grundserie werden Fotos von allen vier Körperseiten gemacht, um auf dieser äußeren Ebene die sichtbaren körperlichen Veränderungen zu dokumentieren. Außerdem dienen die Bilder dem Rolfer zur Vorbereitung einzelner Sitzungen.

Rolfer sind darin geschult, Körperstrukturen zu „lesen", sie in ihrer Veränderung wahrzunehmen. Wichtiger ist freilich, daß der Klient dies bewußt erlebt, einen Wandel zulassen und umsetzen kann. Letzteres ist nicht so selbstverständlich, wie man vielleicht annehmen könnte. Natürlich ist ein Wille zur Veränderung da, wenn jemand zum Rolfing kommt. Aber wir haben alle zwei Seiten: den Wunsch nach Veränderungen, wenn wir Probleme haben, *und* die Schwierigkeit, alte Muster loszulassen. Die Anteile können bei jedem unterschiedlich gewichtet sein, aber sie sind beide da. Denn schließlich hat uns unsere persönliche Struktur lange gedient, sie hat –

jedenfalls früher – einen Sinn erfüllt. Sonst hätte sie sich nicht in dieser Form entwickelt. Sie durch etwas Neues zu ersetzen, bedeutet u. U. eine Phase der Unsicherheit zu durchlaufen, bedeutet Neues zu wagen. Das kann eine gewisse Scheu oder Angst mit sich bringen. Vor allem dann, wenn die körperliche Struktur Ausdruck einer bestimmten seelischen Verfassung ist, Ausdruck unserer Art zu fühlen, uns auszudrücken, auf die Umwelt zuzugehen und auf sie zu reagieren.

Es gibt noch ein anderes mögliches Hemmnis der Veränderung: der tiefsitzende Glaube daran, daß wir uns gar nicht verändern *können*. Auch dies klingt zunächst paradox, ist es aber nicht. Wie oft haben die meisten von uns im Leben erfahren, daß alle Anstrengung umsonst war, daß wir nicht durften oder konnten, wie wir wollten? Wie oft haben wir von Eltern, Ärzten usw. gehört: „Da ist nichts dran zu ändern, finde dich damit ab!" Oder es heißt: „Das liegt halt in der Familie." In diesen Zusammenhang gehört auch, daß immer noch eine Vorstellung vom starren, weitgehend unveränderlichen Körperbau existiert.

Wir sehen, es ist unter Umständen wesentlicher Bestandteil des Rolfingprozesses, daß ein Mensch die Erfahrung macht: Ich kann mich tatsächlich verändern! Das Neue bringt zwar mit seinen Wahlmöglichkeiten auch Unsicherheit und eigene Verantwortung mit sich, aber es macht mich freier und fühlt sich besser an. Freilich ist es für manche Menschen auch wichtig zu lernen, bestimmte Grenzen, die sich im Laufe des Lebens entwickelt haben, bewußt wahr- und anzunehmen, sich nicht ständig zu überfordern durch das Nicht-Wahrhaben-Wollen dieser Grenzen. Rolfing kann demgegenüber einen kreativen(!) Umgang mit Grenzen lehren.

Voraussetzungen, die ein Mensch zum Rolfing mitbringen sollte

Ein Klient sollte die Bereitschaft mitbringen, sich mit Begrenzungen körperlicher und seelischer Art auseinanderzusetzen. Er sollte die Bereitschaft haben, Verantwortung für sich selber und für das Maß eigener Veränderung zu übernehmen. Er sollte bereit sein, nach der Behandlung mit dem neugewonnenen Potential weiterzuarbeiten. Er braucht die Bereitschaft, sich anzuschauen, wo und wie er sich selber immer wieder den Streß antut, der ihm körperliche Symptome bereitet. Er sollte bereit sein, eine partnerschaftliche Zusammenarbeit mit dem Rolfer einzugehen, anstatt sich passiv einer Behandlung zu unterziehen. Das Rolfing kann nämlich nur Katalysator für einen selbstregulierenden, selbstheilenden Prozeß *in ihm* sein. Es ist natürlich legitim und verständlich, wenn der Klient Hilfe erwartet. Aber ein

Rolfer ist nicht eine Art Operateur, der dem Körper sozusagen alte Verhaltensweisen entnimmt und neue einsetzt.

Diese Einsicht beinhaltet aber auch einen hoffnungsvollen Aspekt. Denn eine größere Balance in unserem Organismus ist etwas, was in jedem von uns bereits vorhanden ist. Sie ist eine von der Natur vorgesehene Größe, der „nur" Raum zur Entfaltung gegeben werden muß. Dies ist übrigens ein Grund, warum die Impulse des Rolfing relativ schnell greifen und im wesentlichen dauerhaft sind.

Wie geht es nach den 10 Grundsitzungen weiter?

In manchen Fällen ist es sicherlich nicht mit den zehn Rolfing-Stunden der Grundserie getan. Es besteht deshalb die Möglichkeit, nach einiger Zeit der Verarbeitung – meist ca. nach einem halben Jahr – mit weiteren Sitzungen fortzufahren. Diese Pause ist allerdings sinnvoll, da sich die Resultate in den Monaten nach Abschluß der zehnten Sitzung weiter auswirken. Dann sind einzelne Nach-Sitzungen möglich, in denen noch ungelöste Probleme angegangen werden können bzw. das Erreichte „aufgefrischt" werden kann. Ferner gibt es eine Serie von fünf Fortgeschrittenen-Sitzungen, in denen auf dem Erreichten aufgebaut werden kann.

Oftmals ergänzen sich Rolfing und andere Methoden recht gut. Ich denke dabei vor allem an bewegungsorientierte Verfahren wie Feldenkrais, Tai Chi und Eutonie. Mancher nimmt Rolfing-Stunden begleitend zu seiner Psychotherapie, um über die Körperebene Blockierungen im seelischen Bereich zu lösen, was die Therapie fördern kann. Es kommt auch vor, daß seelische Konflikte bzw. energetische Probleme, die während des Rolfing bewußter werden, einer zusätzlichen psychotherapeutischen bzw. energetischen Bearbeitung (z.B. durch die „Radix"-Methode) bedürfen.

Wie dauerhaft sind die Ergebnisse einer Rolfing-Behandlung?

Zunächst einmal gibt es ein biologisches Gesetz, demzufolge Organismen danach streben, eine optimalere und feinere innere Ordnung zu entfalten. Eine wesentliche Rolle spielt dabei in unserem Zusammenhang die Schwerkraft. Eine Körperstruktur, die sich der Schwerkraft besser anpassen kann, wird nämlich indirekt von dieser Energie unterstützt. Außerdem wirken die günstigen Bewegungsmuster, die sich entwickeln, wiederum fördernd auf die Körperstruktur zurück. Des weiteren gewinnt der Organismus im Zusammenspiel von Gewebeveränderung und Nervensystem die Fähigkeit selbstregulierender Entspannungsmechanismen (zurück). Wenn sich etwa durch körperliche Arbeit Schulterverspannungen aufgebaut haben, stellen wir nach einigen Tagen vielleicht erstaunt fest, daß diese sich „von selbst" wieder zurückbilden. Vor dem Rolfing war diese Anspannung dagegen u. U. chronischer Natur. Körperlicher und seelischer Streß wird erfahrungsgemäß von gerolften Menschen angemessener und besser verarbeitet. Freilich gilt es, das Erreichte zu nutzen („use it or loose it", wie es im Englischen heißt). Dies bedeutet, die Signale des Körpers in Form von Verspannung oder Schmerz zu beachten, mit sich selber aufmerksamer und liebevoller umzugehen.

Natürlich können innere und äußere Erlebnisse wie ein Skiunfall, eine schwere Krankheit, eine körperlich ruinöse Arbeit oder eine schwere seelische Krise uns wieder ein Stück weit aus dem Lot bringen. Diese Erlebnisse können in Nachsitzungen aufgearbeitet werden.

Wie schmerzhaft ist Rolfing?

Die Klienten erleben die Behandlung unterschiedlich. Manche haben vor allem angenehm spannungslösende Empfindungen, andere fühlen in bestimmten Körpergegenden Schmerz, wenn verhärtete Gewebeschichten „auftauen". Meist handelt es sich dabei jedoch um ein Gefühl von Schmerz *und* Wohlsein. Durch die Schmerzforschung wissen wir heute, daß Schmerz keine *direkte* Reaktion auf einen äußeren Reiz ist. Vielfältige Zwischenstationen von Wahrnehmung und „Interpretation" in Nerven und Gehirn werden durchlaufen, bevor ein Reiz sich als Schmerz oder eine andere Empfindung bemerkbar macht. Das periphere und das zentrale Nervensystem filtern und bewerten Reize erst einmal. Dabei spielen Lebenserfahrungen eine große Rolle. Ein Mensch, der in seinem Leben oft Schmerz verspürt hat, ist in gewisser Weise auf diese Empfindung „trainiert" und reagiert dementsprechend schnell und heftig auf

Reize, die diese Erfahrung ansprechen. Es kann auch sein, daß schmerzhafte Gefühle wie Traurigkeit oder Verzweiflung im Leben oft verdrängt worden sind, die nun im vegetativen Nervensystem und in bestimmten Körperzonen gespeichert sind und durch chronische Anspannung zurückgehalten werden. Beim Rolfing können diese verdrängten Gefühle wieder auftauchen und sich dann als körperlicher Schmerz äußern. Ebenso können natürlich Unfall- oder Operationsverletzungen im Gewebe gespeichert sein. Des weiteren wird manchmal unbewußte Angst vor Veränderung in Schmerzempfindungen umgewandelt. Genaugenommen verursacht nicht das Rolfing Schmerz, sondern alte Schmerzen tauchen auf – und können nun verarbeitet und aufgelöst werden.

Die Rolle des Rolfers

Das persönliche Vertrauensverhältnis zwischen Klienten und Therapeuten/Lehrern ist ganz wesentlich. Das ist beim Rolfing nicht anders. Das Einführungsgespräch und die erste Sitzung stellen für beide eine gute Möglichkeit dar, sich zu fragen: Kann ich mit diesem Menschen arbeiten bzw. kann ich mich ihm anvertrauen? *Ein* Aspekt dabei ist die Qualifikation des Behandelnden. Sie sollten sich vergewissern, daß dieser tatsächlich ein „Certified Rolfer" ist.

Nur Personen, die durch das „Rolf Institut für Strukturelle Integration" ausgebildet wurden, sind berechtigt, die rechtlich geschützten Begriffe „Rolfing" und „Rolfer" zu gebrauchen. Nur solche Personen gewährleisten eine qualifizierte und sorgfältige Arbeit mit der Körperstruktur. Vorsicht ist insbesondere angebracht, wenn jemand von sich sagt, er praktiziere ein „weiterentwickeltes Rolfing" mit dem Namen XY. Dabei handelt es sich dann nämlich meist um einen unqualifizierten Nachahmungsversuch, der mit dem Original nicht sehr viel zu tun hat. Dem Rolfing wesensähnliche Methoden hingegen sind „Hellerwork", „Soma" und „Strukturelle Integration der GSI".

Abschließend möchte ich anmerken, daß jeder Rolfer selbstverständlich unterschiedliche Schwerpunkte in seiner Arbeit setzt und auch seine individuelle Persönlichkeit in die Art der Behandlung miteinbringt.

– 2 –
Anwendungsgebiete des Rolfing

Grob eingeteilt lassen sich drei Motive von Menschen unterscheiden, die zum Rolfing kommen:

a) Menschen mit Bewegungseinschränkungen oder Haltungsproblemen, manchmal verbunden mit chronischen Schmerzzuständen.

b) Menschen, die sich beruflich oder im persönlichen Leben viel körperlich ausdrücken und ihre diesbezüglichen Möglichkeiten verbessern möchten. Dies sind Sporttreibende, Tänzer, Schauspieler, Sänger sowie Leute, die eine bestimmte Körper„disziplin" wie Yoga, Tai Chi o.ä. betreiben.

c) Menschen, die den Weg über den Körper gehen möchten, um mit seelischen Problemen besser fertig zu werden bzw. sich persönlich weiterzuentwickeln.

In der Praxis sind diese unterschiedlichen Motive natürlich nicht so klar getrennt, sondern überschneiden und kombinieren sich vielfach. Der Übersichtlichkeit halber möchte ich sie jedoch nacheinander abhandeln.

Bewegungseinschränkungen und Haltungsprobleme

Vorweg ein wichtiger Hinweis: Rolfing versteht sich nicht als eine medizinische symptomheilende Behandlungsmethode. Rolfer stellen keine Diagnosen und behandeln keine Krankheiten oder Symptome. Daher ist Rolfing kein Ersatz für eine medizinische Behandlung. Wir weisen Klienten, die sich nicht in medizinischer Behandlung befinden, gegebenenfalls darauf hin, daß eine solche angezeigt bzw. notwendige Ergänzung zum Rolfing ist. Wer sich vom Rolfing eine Linderung bzw. Besserung körperlicher Symptome verspricht, sollte sich klarmachen, daß dies – sofern erreichbar – „nur" ein „Nebenprodukt" der Verbesserung der Körperstruktur ist.

Von daher gesehen eignet sich Rolfing für kranke und gesunde Menschen gleichermaßen. Es liegt in der Natur des Rolfing-Ansatzes, daß sich Symptome, sofern(!) sie ihre Ursachen in Mängeln des Körperbaus haben, im Laufe der Strukturveränderung zum Besseren hin wandeln können. Der Weg dorthin wird aber nicht durch eine verengte Sicht auf problematische Körpergegenden bestimmt, sondern durch den Blick auf den Gesamtorganismus. Das Ziel dabei ist eine schrittweise Neuordnung der Gesamtstruktur, durch die der Klient lernt, mit lokalen Problemen wie etwa abgenutzten Bandscheiben effektiver umzugehen, bzw. Probleme wie etwa Kreuzschmerzen ganz oder teilweise „überflüssig" werden zu lassen.

Im Falle bestimmter Krankheiten oder körperlicher Konstitutionen ist eine Rolfing-Behandlung nicht oder nur sehr eingeschränkt geeignet. Solche Fälle sind: Krebs, schwere Herzerkrankungen, multiple Sklerose, starke(!) spastische Störungen, Knochenschwund (Osteoporose) in fortgeschrittenem Stadium, Gehirnschäden und Psychosen. Solche möglichen Hinderungsgründe werden vor Beginn der Rolfingsitzungen abgeklärt. Im Zweifelsfall hat der behandelnde Arzt das letzte Wort.

Schauen wir uns nun einige körperbezogene Anwendungsgebiete an.

Probleme mit der Wirbelsäule

Idealerweise verläuft die Wirbelsäule in einer leicht geschwungenen S-Kurve. Auf diese Weise wird die Belastung am besten verteilt und flexibel aufgefangen. Unglücklicherweise ist diese S-Kurve bei vielen Menschen zu stark oder zu schwach ausgeprägt. Im ersten Fall ist die Krümmungskurve im Bereich der Halswirbelsäule und der Lendenwirbelsäule (Lordose) sowie die Krümmungskurve im Bereich der Brustwirbelsäule und des Kreuzbeins (Kyphose) zu stark ausgeprägt. Diese Gruppe von Menschen hat ein „Hohlkreuz", meist verbunden mit einem nach vorn-unten vorgekippten Becken. Da sich die Wirbelsäule dann im Hals- und Lendenbereich *vor* der Schwerkraftachse befindet – durch chronisch verkürzte Muskeln in ihrer Bogenspannung festgehalten –, hat das Gewicht des Oberkörpers, vor allem des Brustkorbs und des Kopfes zu wenig Unterstützung von unten. Dies erklärt die häufig auftretenden Spannungsschmerzen im Brustwirbelsäulenbereich bzw. im Übergang zum Lendenwirbelsäulenbereich. Eine Verlängerung bestimmter Streckmuskeln des Rükkens allein genügt aber nicht. Wir müssen die erwähnte Beckenstellung mit berücksichtigen. Das mit dem Becken nach vorn-unten gekippte Kreuzbein nimmt die unteren Lendenwirbel mit nach vorn. Solange das Becken nicht eine waagerechte Lage gefunden hat, werden sich die Rückenprobleme nicht entscheidend verbessern.

Ist die S-Kurve zu schwach ausgeprägt, so ist die Wirbelsäule zu gerade und verliert ein Stück weit ihre federnde Anpassungsfähigkeit. In dieser Situation treten häufig ernsthafte Probleme im Übergang von Lendenwirbelsäule zu Kreuzbein auf. Häufig ist nämlich der 5. Lendenwirbel in diesen Fällen nach vorn geschoben und steht womöglich mit einem nach vorn gekippten Kreuzbein in einem zu spitzen Winkel zur Lendenwirbelsäule. Bandscheibenprobleme sind oftmals die Folge.

Solche oder ähnliche „Schwachstellen" in der Wirbelsäule sind besonderem Verschleiß ausgesetzt. Mit ausschlaggebend für die tatsächlichen Anforderungen, denen eine Wirbelsäule ausgesetzt ist, ist nämlich die Schwingungsdurchlässigkeit der Wirbelsäule selbst sowie des übrigen Körpers. Beim Gehen entsteht z. B. mit jedem Schritt ein Gegendruck vom Boden her.

Dieser Gegendruck schwingt wellenartig durch den Organismus. Voraussetzung ist freilich, daß diese Energie im ganzen Körper flexibel aufgenommen und weitergeleitet wird. (Beispiel: Das Wadenbein wirkt hier wie ein Stoßdämpfer, welcher die Druckwellen teilweise auffängt und ableitet. Diese Funktion erfüllt es aber nur dann optimal, wenn es im umgebenden Gewebe frei „schwimmt".) Wenn nun bestimmte Gelenke überbeweglich sind, andere dagegen zu unflexibel für ein ungehindertes Durchschwingen, dann werden die ohnehin labilen Gelenke überbeansprucht. Falls beispielsweise die Brustwirbelsäule in sich starr und fest ist, der 5. Lendenwirbel und das Kreuzbein dagegen instabil sind, dann werden letztere immer wieder voll vom Rückstoß erschüttert. Eine degenerative – oft schmerzhafte – Entwicklung tritt ein.

Abgenutzte Bandscheiben können dadurch entlastet werden, daß unbewegliche Gelenke oder Körperabschnitte wieder beweglich gemacht werden. Darüber hinaus können die Bandscheiben entlastet werden, indem die Struktur in Becken und Beinen, die ja die Gesamtstruktur tragen, beeinflußt werden.

Ob Rolfing bei Bandscheibenbeschwerden chronischer Art hilfreich sein kann, hängt u.a. davon ab

1. inwieweit der Faserring der Bandscheibe noch elastisch genug ist und
2. inwieweit das Nervengewebe bereits beschädigt ist.

Wenn nämlich das Nervengewebe beschädigt ist, bleiben die Schmerzen auch bei einer Entlastung des Nervs erst einmal bestehen, bis sich das Nervengewebe erneuert hat. In solchen Fällen sind andere zusätzliche Hilfen wie Akupunktur angezeigt. In jedem Fall wird ein Rolfer mit solchen Problemzonen sehr sorgfältig und behutsam umgehen und eher indirekte Möglichkeiten der Einflußnahme ausloten. Wesentlich ist häufig die Zurückführung einer angenommenen Schonhaltung auf günstigere Bewegungs- und Haltungsmuster, da Schonhaltungen die Problematik eher verfestigen.

Wußten Sie, daß nahezu jeder Mensch eine Skoliose hat? Eine Skoliose besteht aus einer zweifachen oder mehrfachen seitlichen Krümmung der Wirbelsäule, verbunden mit Drehungen und Gegendrehungen der Wirbel um die senkrechte Achse. Der Geburtsvorgang erzeugt bei jedem Menschen eine leichte Skoliose. Bleibt sie geringfügig, dann wird sie nicht zum Problem und bleibt unauffällig. Erst wenn andere verstärkende Einflüsse hinzukommen, wird die Grenze zur Anormalität überschritten. Wie so häufig ist auch hier der Übergang fließend. Eine mögliche Ursache für eine Verstärkung der Skoliose ist z.B., daß ein Kind zu schnell erwachsen werden muß – sei es seelisch oder körperlich (Kinderarbeit). Die Knochen wachsen dann schneller als die Muskeln, so daß die Wirbelsäule sich verbiegt. Ungleich lange Beine sowie Alterungsprozesse sind weitere mögliche Ursachen. Ein wesentliches Ziel der Rolfingarbeit besteht darin, die Wirbelsäule durch Verlängerung chronisch verkürzter Muskeln weiter aufzurichten. Diese Verlängerung macht die Drehung von Wirbeln teilweise rückgängig und flacht die seitlichen Krümmungen ab. Bei einer Skoliose erfordert dies natürlich eine besondere Arbeitsweise seitens des Rolfers. Außerdem müssen die Beziehungen zwischen Wirbelsäule und anderen Körperteilen berücksichtigt werden. Rolfing kann Skoliosen nicht zum Verschwinden bringen, aber eine Abmilderung ist häufig möglich.

Im Zusammenhang mit Fehlformen der Wirbelsäule war weiter oben von Kreuzschmerzen die Rede. Dabei habe ich darauf hingewiesen, daß die Stellung von Kreuzbein und Becken eine nicht unwesentliche Rolle spielt. So können etwa Regelschmerzen im Kreuz durch ein vorgekipptes Kreuzbein mitverursacht sein. Gebärmutter und Kreuzbein sind nämlich durch Bänder verbunden. Auch Verkürzungen und eine zu starke Spannung in der Beckenbodenmuskulatur können eine Rolle spielen.

In diesem strukturellen Zusammenhang sind auch Rückenschmerzen während der Schwangerschaft zu sehen. Wenn nämlich das Kreuzbein mit seiner Basis durch das zusätzliche Gewicht des Kindes nach vorn-unten gezogen wird, sind Verspannungen und Schmerzen im Lenden- und Kreuzbereich sowie im mittleren Rücken oft die Folge. Eine Ausbalancierung von Becken und Kreuzbein kann das Gewicht wieder mehr zur Körpermitte, also mehr in und über das Becken bringen. Wichtig sind dabei auch eine verlängernde Arbeit am Rücken und eine Ausrichtung der Beinstruktur (Unterstützung von unten). Allerdings ist Rolfing während einer Schwangerschaft nur zu bestimmten Zeiten möglich und in einer besonders behutsamen Weise. Generell kann eine Geburt für die Frau, die vor einer Schwangerschaft Rolfing-Sitzungen genommen hatte, erleichtert sein, da das Becken insgesamt flexibler ist, Beckenboden und Bänder sich elastischer dehnen.

Das Kreuzbein kann aber mit seiner Basis nicht nur nach vorn geneigt sein, auch seitliches Absinken zu einer Seite ist möglich. Dann ist das Gelenk zwischen Hüftknochen und Kreuzbein oft nicht stabil genug, das der anderen Seite oft zu unflexibel.

Wenn sich während des Rolfing-Prozesses der Körperbau wandelt, geht dies manchmal mit dem Ausreifen einer in der Kindheit oder Pubertät steckengebliebenen Entwicklung einher. Der Plattfuß z.B. ist nicht unbedingt ein – ursprünglich intaktes – zusammengesunkenes Fußgewölbe, es handelt sich oft nur um einen nicht zur Gewölbebildung entwickelten Kinderfuß. Der Senkfuß ist ja für die Wachstumsphase des Kindes, in der es noch nicht laufen kann, normal. In dieser Phase ist so mancher Fuß stehengeblieben. Rolfing kann u.U. die Entwicklung wieder in Gang bringen, auch wenn die Resultate zunächst mehr spürbar als sichtbar sind. Denn das Entstehen sichtbar größerer Fußgewölbe braucht längere Zeit.

Häufige Fehlstellungen der Beine sind eine Innendrehung (O-Beine) oder eine Außendrehung (X-Beine). Besteht diese Fehlstellung mitsamt ihrer Fehlfunktion bereits viele Jahre, dann hat sich natürlich die Form der Beinknochen im Laufe der Zeit entsprechend verändert. Dies setzt Korrekturen durch das Rolfing Grenzen. Doch läßt sich zumindest eine *funktionale* Verbesserung erreichen, was das Gehen stabiler macht und sich positiv auf die Gelenke auswirkt.

Langfristig mag sich sogar die Form der Knochen aufgrund der ausgewogeneren Bewegungen wieder etwas normalisieren. Aber das ist, wie gesagt, keine kurzfristige Angelegenheit.

Bei vielen Menschen sind Hüft-, Knie- und Fußgelenke nicht übereinstimmend ausgerichtet. So kann es z.B. sein, daß die Oberschenkel nach innen gedreht sind, Unterschenkel und Füße nach außen. Die Gelenkachsen der Kniegelenke sind in diesem Fall nach innen gedreht, die der Fußgelenke nach außen. Dies setzt die Gelenke im Gehen einem übermäßigen Streß und Verschleiß aus. Bei jedem Schritt (nach vorn!) ist nämlich der erste Bewegungsimpuls des Knies entsprechend diesem Strukturmuster nach innen gerichtet, wird dann aber im Verlaufe des Schrittes wieder mehr nach außen korrigiert. An die Stelle einer scharnierartigen Geradeausbewegung tritt also eine Art Schlingerbewegung. Der Fuß läuft mehr über die Außenkanten, was dazu führen kann, daß der Fuß bei Überbeanspruchung leicht umknickt.

Wenn eines der drei Gelenke bei einem Bein instabil und überbeweglich ist, liegt das nicht selten auch daran, daß die anderen beiden Gelenke – oder eines von beiden – zu unbeweglich sind. Ähnliches gilt auch für Fälle, bei denen das Hüftgelenk des einen Beines instabil, das des anderen zu unflexibel ist.

Ungleich lange Beine sind einer Angleichung zugänglich, wenn es sich nicht um tatsächliche Längenunterschiede der Knochen handelt, sondern darum, daß etwa das Fußgewölbe des kürzeren Beines zu wenig Spannung besitzt, oder daß z.B. das Hüftgelenk dieses Beines komprimiert ist.

Chronische Gelenkarthrosen

Es handelt sich dabei um Stoffwechselstörungen mit degenerativen Gewebeveränderungen in und um die Gelenkkapsel. Überproduktion von „leimgebenden" (Kollagenen) Bindegewebsfasern und Kalkablagerungen schränken oftmals die Bewegungsmöglichkeiten ein. Die Ernährung spielt für Stoffwechselprozesse im Gelenk eine wichtige Rolle. Manchmal handelt es sich jedoch auch oder überwiegend um eine Art Pseudoarthrose. Damit ist gemeint, daß die Ursache der Degeneration und der Schmerzen in verkürzten oder fehlgestellten Bändern und Muskeln liegt. Die Stoffwechselstörung im Gelenk ist dann eher eine Folge undurchlässigen Gewebes und eines Gelenks, das so komprimiert ist, daß kein reibungsloser Stoffwechsel möglich ist. Es gibt Untersuchungen, nach denen ein klarer Zusammenhang zwischen Hüftgelenksarthrose und einem nach vorn-unten geneigten Becken besteht. In diesem wie in ähnlichen Fällen kann die Verbesserung von Gelenkmechanik und Gewebedurchlässigkeit zwischen Körpersegmenten eine Verbesserung der Befindlichkeit und der Beweglichkeit bringen. Dies bedeutet natürlich nicht, daß andere Faktoren, die eher in das Gebiet der Medizin fallen, unberücksichtigt bleiben dürfen.

Und: bei akut entzündlichen Gelenkzuständen ist Rolfing nicht angebracht.

Ähnlich wie der Begriff des Rheuma ist die Krankheitsbezeichnung „Bechterew" in der Medizin nicht sehr klar umrissen. Im allgemeinen versteht man darunter eine zunehmende Verkrümmung und Versteifung der Wirbelsäule, ausgehend von der Lendenwirbelsäule. In Phasen zwischen akuten Entzündungsschüben spricht der Bechterew oft recht gut auf Rolfing an. Allerdings nur in nicht allzuweit fortgeschrittenem Stadium und nur, wenn der Klient bereit ist, eine längerdauernde Rolfing-Behandlung ins Auge zu fassen. Menschen mit Bechterew fällt dies oft schwer, weil sie von ihrem Charakter her – wie ihre Wirbelsäule dies ja auch kundtut – eher starr und voller Widerstände gegen die Veränderungen sind. In einigen Fällen ist jedoch eine größere Beweglichkeit und eine teilweise Aufrichtung wieder herstellbar. Wenn auch die Erwartung bescheiden bleiben muß, ist schon viel gewonnen, wenn der Verknöcherungsverlauf verlangsamt oder gestoppt werden kann. Dieses Ziel ist freilich nur realistisch, wenn Rolfing in einem größeren Zusammenhang von Ernährungsumstellung, Krankengymnastik sowie gegebenenfalls psychotherapeutischer Behandlung steht.

Es sollte an dieser Stelle nochmals erinnert werden, daß manche Menschen nicht über unbewegliche, sondern über generell oder teilweise überbewegliche Gelenke klagen. Bei einer solchen Überflexibilität ist Rolfing eher auf Stabilisierung und Integration als auf Lockerung und Differenzierung ausgerichtet.

Schulter- und Nackenverspannungen

Schulter- und Nackenverspannungen sind weitverbreitete Beschwerden. Diese können so vielfältige und komplexe Ursachen haben, daß ich auch nicht annähernd erschöpfend darauf eingehen kann. Fast immer liegt die Ursache von Schulter- und Nackenverspannungen direkt oder indirekt in der Struktur des gesamten Körpers. Deshalb führen Massagen, die nur die Schultern und den Nacken miteinbeziehen, kaum zu langfristigen Erfolgen. Häufig werden Nacken und Schultern von unteren Körperteilen her nicht ausreichend gestützt. Dies führt dazu, daß die Schulter- und Nackenmuskulatur bei dem Versuch, den Kopf halbwegs aufrecht zu halten, überfordert wird. Ein Beispiel: Ein zusammengesunkener Brustkorb zieht Schultern und Nacken mit sich nach vorn. Damit sind der Schultergürtel und der Kopf nicht mehr senkrecht übereinander angeordnet. Sie befinden sich vielmehr *vor* der Schwerkraftachse. Zwangsläufig verkürzen bzw. verhärten sich Schulter- und Nackenmuskulatur. Der zusammengesunkene

Brustkorb wiederum wird u.U. durch eine verkürzte Bauchmuskulatur in seiner Stellung festgehalten.

Chronische Kopfschmerzen und Migräne

Auch hierbei sind nicht selten körperstrukturelle Faktoren im Spiel. Wenn z.B. das Gelenk zwischen Schädel und erstem Halswirbel durch verkürztes Muskel- und Bindegewebe zusammengepreßt wird, entsteht in der Wirbelschlagader ein Blutstau. Dieser drückt auf den in der Nähe liegenden Nerv (Nervus suboccipitalis), was den Stau wiederum verstärkt. Ebenso kann eine zu starke Krümmung der Halswirbelsäule die Zirkulation in der Wirbelschlagader beeinträchtigen. Diese führt nämlich durch die Halswirbel hindurch, und eine Verschiebung dieser Wirbel verhindert den freien Blutfluß. Kopfschmerzen sind häufig auch eine Spätfolge von Unfällen (z.B. Schleudertrauma). Nachdem die Verletzungen von Bändern, Blutgefäßen und Muskeln ausgeheilt sind, bleiben oft strukturelle Fehlstellungen im Kopf-, Nacken-, Schulter- und Wirbelsäulenbereich zurück, die sich in verschiedenen Symptomen äußern.

Probleme mit den Kiefergelenken und der Kaumuskulatur

Eines der Schlüsselzentren chronisch hoher Anspannung sind die *Kiefergelenke* mit der *Kaumuskulatur*. Nächtliches Zähneknirschen und Schmerzen im Kaumuskelbereich sind Symptome, die sich nicht selten weiter in Form von Schulterverspannungen und Kopfweh ausbreiten. Darüber hinaus führt dieses Phänomen, in der Zahnmedizin „Bruxismus" genannt, zu vorzeitigem und übermäßigem Zahnabschliff sowie zu Bißanomalien. Nun kann es beim Rolfing freilich – und dies gilt für jede Verkrampfungsproblematik – nicht nur darum gehen, die Kaumuskulatur zu entkrampfen. Die Vorgehensweise muß verschiedenen Faktoren Rechnung tragen. Zum einen ist da das Verhältnis, in dem der Unterkiefer zum Schädel und zur Halswirbelsäule steht. Zum zweiten sind Bewegungsmuster und Spannung des Gewebes beider Kiefergelenke u.U. recht unterschiedlich. Hinzu kommt eine weitere Schwierigkeit: Eine lange Zeit – womöglich schmerzhaft – verkrampfte Kaumuskulatur hat im vegetativen Nervensystem eine Art Hochspannung hervorgerufen, welche wiederum verhärtend auf die Muskeln zurückwirkt. Ein sich hochschaukelnder Kreislauf ist entstanden, der sich nur schrittweise wieder „herunterschrauben" läßt.

Alters- und entwicklungsbedingte Probleme

Alters- und entwicklungsbedingte Probleme sind häufig ein Thema des Rolfing-Prozesses. Grundsätzlich ist Rolfing für Menschen aller Altersgruppen geeignet. Bei Kindern geht es naturgemäß mehr um die aktuelle Entwicklung als um die persönliche Geschichte. Die Arbeit mit Kindern muß selbstverständlich die Besonderheiten jeder Wachstumsphase berücksichtigen. Sie vollzieht sich ferner auf eine dem Kind angemessene Weise (kürzere Sitzungen, spielerischer Umgang usw.). Es muß wohl nicht besonders hervorgehoben werden, daß sich strukturelle Probleme des Körpers, je früher sie aufgegriffen werden, später umso günstiger entwickeln. Auch in der Rolfing-Arbeit mit alten Menschen sind bestimmte entwicklungsbedingte Gegebenheiten zu beachten. Alterungsprozesse, die sich u.a. in Verhärtungen, Stoffwechselablagerungen und zunehmenden Bewegungseinschränkungen äußern, können durch Rolfing u.U. verlangsamt, abgemildert bzw. teilweise korrigiert werden.

Die angesprochenen Probleme und die entsprechende Herangehensweise des Rolfing konnten naturgemäß hier nur umrißhaft und beispielhaft erörtert werden. Aber ich denke, es ist deutlich geworden, was die Sichtweise des Rolfing ist, und unter welchen Umständen sie hilfreich sein kann.

Erweiterung und Verfeinerung körperlicher Ausdrucks- und Bewegungsmöglichkeiten

Wenn ein „bewegter Mensch" durch Rolfing vor allem Körperbewußtsein und Feinmotorik weiterentwickeln will, so heißt dies natürlich nicht unbedingt, daß er keine der oben beschriebenen Probleme hat. Umgekehrt gilt: Rolfing ist mehr als nur ein Abbau empfundener Defizite.

Nicht selten kommen Menschen zum Rolfing, die im Beruf ihren Körper als Medium einsetzen. Da ist z.B. die Berufstänzerin, die sich in Beinen und Becken als sehr frei beweglich empfinden mag, mit ihren Möglichkeiten des Körperausdrucks in Schultern und Brustkorb aber vielleicht recht unzufrieden ist.

Oder schauen wir uns Künstler an, deren Körperhaltung berufsbedingte Probleme und Symptome im Körperbau hervorbringt. Die Körperhaltung, welche professionelle Geiger ständig einnehmen müssen, führt z.B. nicht selten zu chronischen Nacken- und Schulterverspannungen, verbunden mit einer Drehung des rechten Oberkörpers nach vorn. Dies ist nicht nur mit unangenehmen Empfindungen verbunden, es beeinträchtigt auch den künstlerischen Ausdruck und die Feinheiten der Tonfärbung. Neben der Aufarbeitung entstandener Probleme geht es beim Rolfing darum, gemeinsam nach Möglichkeiten der vorbeugenden Haltungsverbesserung zu suchen. Als ich einmal mit einer Frau arbeitete, die in einem städtischen Orchester spielte, habe ich sie gebeten, ihre Geige mitzubringen und mir vorzuspielen. So konnte ich mit ihr kleine aber substantielle Haltungsveränderungen erarbeiten, die sie ausprobierte und in ihren Alltag integrieren konnte.

Sporttreibende Menschen berichten oftmals, daß Rolfing ihre Koordinationsfähigkeit und Beweglichkeit gefördert habe. Ob dies nun die skifahrende Studentin, der tennisspielende Kaufmann oder die bauchtanzbegeisterte Ärztin ist: ein größeres strukturelles Gleichgewicht und die fließendere, harmonische Muskelaktivität münden vielfach in mühelosere, effektivere und anmutigere Bewegungen.

Zu den Wirkungen des Rolfing auf Sportler möchte ich Jose Augusto Menegatti, den Trainer der brasilianischen National-Volleyballmannschaft zitieren. Menegatti hat selbst Rolfing-Stunden genommen und befindet sich z.Zt. in der Ausbildung zum Rolfer. Auf die Frage, inwiefern Rolfing das Spiel eines Volleyballspielers verbessern kann, sagte er: „Die Spieler verbringen normalerweise ihre Zeit damit, Teile ihres Körpers zu entwickeln – stärkere Arme, bessere Beine usw. Rolfing bringt dem Spieler die umfassendere Wahrnehmung eines integrierten Körpers. Diese Bewußtheit erlaubt Athleten ihre Stärke in einer ausbalancierten Art und Weise zu gebrauchen, mit größerer Bewegungsfreiheit und mehr Effektivität. Rolfing setzt einen Athleten außerdem in den Stand, besser zu atmen. Dies reduziert Ermüdungserscheinungen und erlaubt kürzere Erholungszeiten. Ein weiterer Faktor ist, daß Atemmuster sich, entsprechend dem Grad der Anspannung verändern, die ein Athlet jeweils empfindet. Gerolfte Spieler sind sich ihres Atems mehr gewahr und sind daher besser in der Lage, zu entspannen und ihren Grad an Streß zu kontrollieren. Die Hauptsache ist die, daß Rolfing im Körper Räume öffnet, so daß die Spieler sich auf integrierte Art und Weise bewegen können. Und ich meine hier integriert nicht nur im körperlichen Sinne. Ich meine die ganze Person. Diese höhere Ebene von Integration in jedem Mitglied der Mannschaft fördert eine Situation, in der der Respekt untereinander größer wird. Die Spieler spüren, daß der Vorteil kooperativen Verhaltens höchst wichtig ist. Und so versucht keiner sich als Star herauszustellen, was dem Team Punkte kosten kann." Einschränkend fügt der Trainer hinzu: „Freilich ist nicht jeder bereit für Rolfing. Denn Rolfing bringt Veränderungen und stimuliert persönliche Entwicklung. Und nicht jeder ist bereit dazu."

Ergänzend die Ergebnisse einer wissenschaftlichen Untersuchung, die 1973 in den USA durchgeführt worden ist. Danach ziehen sich die Muskeln gerolfter Menschen während eines Bewegungsablaufes kürzere Zeit zusammen, was auf einen gleichmäßigeren Energieverbrauch hinausläuft. Außerdem nimmt die Muskelaktivität in solchen Körperregionen ab, die nicht in direkter Beziehung zur Bewegung standen. Weniger Energie wurde für unnötige Muskelaktivität verbraucht. Die Bewegungen waren geschmeidiger, weiträumiger und weniger verkrampft.

Yoga-Praktizierende schildern oftmals, daß ihr Erleben der Übungen tiefer ging als vor dem Rolfing. Sie konnten ihren Körper im Bewegungsablauf besser synchronisieren und waren besser in der Lage, in der Anspannung einer Yoga-Position zu entspannen.

Ein anderer Aspekt gewachsenen Körperbewußtseins wurde für eine Psychotherapeutin erfahrbar, mit der ich gearbeitet habe. Sie lernte ihren Körper sensibler wahr- und ernstnehmen. Das hatte die Folge, daß sie auch ihre Klienten in ihrer Physis klarer wahrnahm. Hierdurch eröffnete sich in ihrer Arbeit ein zusätzlicher Zugang zur Person und zu den seelischen Problemen ihres Gegenübers. Diese Erfahrung ist in abgewandelten Zusammenhängen für viele Menschen, die den Rolfing-Prozeß durchlaufen haben, typisch. Sie spüren bei ihren Mitmenschen deren körperlich-seelische Eigenart deutlicher als dies vor der eigenen Entwicklung von Körperbewußtsein der Fall war.

Seelisches Gleichgewicht und Persönlichkeitsentwicklung

Rolfing erhebt nicht den Anspruch, eine Psychotherapie im engeren Sinne zu sein. Dennoch machen Menschen durch das Rolfing häufig Erfahrungen, die denen einer psychotherapeutischen Behandlung entsprechen. Dazu einige Beispiele:

Wie sehr Körperspannungen und seelische Verkrampfungen oft zusammengehören, zeigt die Geschichte einer fünfzigjährigen verheirateten Frau mit drei Söhnen. Beim Einführungsgespräch war ihr dieser Zusammenhang bereits klar. Sie litt nämlich einerseits unter starken Depressionen, Schlaflosigkeit, Gefühllosigkeit und innerer Verkrampfung gegenüber ihrem Mann. Andererseits empfand sie ihren Körper als absolut starr, verhärtet, „mit einer Mauer von einem Meter Dicke" umgeben. Während der ersten Rolfingstunde machte sie die für sie wichtige Erfahrung, wie schön es ist, einmal ganz bei sich zu sein. Außerdem wurde ihr durch meine Zuwendung bewußt, wie sehr sie diese in ihrem Leben vermißte. Sie weinte, wodurch die depressive Starre aufbrach. In den folgenden Wochen konnte sie endlich wieder mehr und tiefer schlafen. Im weiteren Verlauf des Rolfingprozesses spürte sie im Umgang mit ihrem Mann und ihren Söhnen ihre eigenen Bedürfnisse deutlicher und früher, als sie es gewohnt war. Sie begann für diese Bedürfnisse zu kämpfen und mit ihren zornigen Gefühlen in Kontakt zu kommen. Sie erlebte größere Stimmungsschwankungen, empfand sich als erlebnisfähiger und bekam wieder Freude am Leben. Diese seelischen Veränderungen liefen parallel zu mehr Lebendigkeit und Durchlässigkeit in ihrem Körper.

Ein Mann mit Bechterew begann während der Zeit der Rolfingstunden intensiver über seine Krankheit nachzudenken. Er stellte fest, daß die Krankheit eine Art Fluchtmöglichkeit aus seinem (ihn überfordernden) Beruf war. Diese Überforderung hatte er sich lange Zeit nicht eingestehen können. Außerdem wurde ihm klar, daß er seine Krankheit benutzt hatte, um mehr Zuwendung zu bekommen: viele Jahre war er von seiner Krankengymnastin betreut worden. Diese Einsichten halfen ihm, seine Krankheit ein Stück weit loszulassen, wodurch größere Veränderungen in Bezug auf seine Beweglichkeit möglich wurden. Sein zwanghaftes Verhalten nahm ab, er gewann an Selbstvertrauen und Unternehmungslust.

Ein junger Mann, der sich in harter Arbeit einen eigenen Betrieb aufgebaut hatte, spürte im Laufe der Rolfingbehandlung, daß seine körperlichen Verspannungen und seine Rückenschmerzen daher rührten, daß er sich zuviel abforderte. Nach und nach lernte er, rücksichtsvoller mit sich umzugehen, nicht alles erzwingen zu müssen und die Dinge gelassener auf sich zukommen zu lassen.

Eine junge Frau erzählte mir beim Einführungsgespräch, daß sie zu ihrem Vater eine dermaßen schlechte Beziehung gehabt habe, daß sie seither jedem Mann ängstlich mißtraue. Möglicherweise war die positive Erfahrung, in einem sicheren Rahmen eine wohltuende Körpererfahrung durch die Hände eines männlichen Rolfers zu machen, ein Schlüsselerlebnis. Jedenfalls konnte sie sich zum erstenmal in ihrem Leben zugestehen, daß sie in ihrem Leben auch durch einen Mann Liebe erfahren wollte. Ihre Berührungsängste Männern gegenüber nahmen ab. Außerdem fand sie die Kraft, ein klärendes Gespräch mit ihrem Vater zu führen, in dessen Verlauf sie auch positive Gefühle ihm gegenüber wiederentdeckte.

Die durch Rolfing gewonnene Stabilität der Beine und Füße führt häufig auch im übertragenen Sinn zu mehr Bodenständigkeit, mehr Vertrauen in die Fähigkeit, sicher auf den eigenen Beinen stehen zu können.

Bei manchen Menschen verändert sich das Verhältnis zur eigenen Sexualität. So kommt es vor, daß der eigene Körper lustvoller empfunden wird und die eigenen sexuellen Bedürfnisse klarer werden.

Ähnlich wie auf der Körperebene scheint Rolfing auch auf der seelischen Ebene steckengebliebene Entwicklungen wieder in Gang zu bringen. Es kommt manchmal zu regelrechten Nachreifungsprozessen sowie zu einer Überwindung von Stillstand in der persönlichen Entwicklung. Festgefahrene Muster des Empfindens, des Handelns und Denkens lockern sich und eröffnen neue Möglichkeiten, mit Herausforderungen des Lebens umzugehen. Lange aufgeschobene Entscheidungen werden endlich getroffen und in die Tat umgesetzt. Je mehr sich der Körper um seine innere Linie organisiert, findet der Mensch seinen inneren Raum, ein lebendigeres Gefühl für die eigene Mitte. Und in dem Maß, wie der eigene Organismus an Ordnung im Raum gewinnt, bekommen auch das eigene Leben und die Umwelt klarere Konturen. Das Gespür für Gleichgewicht im Inneren und Ordnung im eigenen Leben wächst.

In der bereits erwähnten Studie fanden die Wissenschaftler heraus, daß Rolfing bewirkt, daß die rechte Hälfte des Gehirns bei geistigen Aufgaben, die am besten durch diese Seite des Hirns bewältigt werden können, verstärkt beansprucht wird. Bekanntlich ist die rechte Hirnhälfte vor allem zuständig für intuitives und analoges Denken, Körpereindrücke und ganzheitliche Wahrnehmung, während die linke Gehirnhälfte hauptsächlich für analytisches und logisches Denken, Rechnen und Sprache verantwortlich ist. Eine andere Untersuchung spricht bei gerolften Menschen von deutlichen Unterschieden zu nichtgerolften in den Bereichen Selbstakzeptanz, Gegenwartsbezogenheit, Beziehungsfähigkeit und Offenheit für eigene Gefühle.

Als Rolfer bin ich in der Arbeit mit einem Menschen auch stets für die seelische Entwicklung offen, auch wenn jemand nicht unbedingt deswegen zu mir kommt. Diese Offenheit sollten Klienten ebenfalls mitbringen, auch dann, wenn sie hauptsächlich an körperlichen Veränderungen interessiert sind.

Wenn umgekehrt jemand in erster Linie Unterstützung für die Lösung von Lebensproblemen sucht, so versuche ich im Vorgespräch abzuklären, ob Rolfing die angemessene Methode ist, ob Psychotherapie geeigneter wäre, oder ob eine Kombination sinnvoll ist. Generell läßt sich sagen: Wenn ein Mensch seelische Probleme sehr stark auch körperlich empfindet, also in seiner Haltung bzw. in Form chronischer Verspannungen, so ist Rolfing – mit oder ohne begleitende Psychotherapie – sicher eine gute Möglichkeit, weiterzukommen.

Nicht selten kommen Klienten zum Rolfer, die sich in Psychotherapie befinden, deren Verlauf jedoch stagniert. Hier kann durch Rolfing u.U. die Entwicklung wieder in Gang kommen. Oder ein Mensch ist erfolgreich durch seelische Krisen bzw. Persönlichkeitsveränderungen gegangen, aber seine körperliche Struktur hinkt dieser Entwicklung hinterher. Hier kann Rolfing zu einer Abrundung bzw. Vervollständigung des persönlichen Wandels beitragen.

– 3 –

Die 10 Grundsitzungen des Rolfing

In diesem Kapitel möchte ich die Themen der zehn Grundsitzungen des Rolfing darstellen. Vor allem aber ist es als unterstützende Begleitung für diejenigen Leser gedacht, welche Rolfing-Stunden nehmen. Diesen möchte ich den Rat geben, sich jeweils vor einer Sitzung nur mit dem Teil des Begleitmaterials zu beschäftigen, der gerade in ihrem Rolfing-Prozeß „dran" ist. Vermeiden Sie es, im voraus spätere Sitzungen nachzulesen, denn dies bringt Sie u. U. ein Stück weg vom vollen Erleben der gerade anstehenden Sitzung.

Vorausgeschickt sei, daß Inhalte und Konzepte im Einzelfall mehr oder weniger von dem hier vorgestellten Rahmen abweichen können. Denn zum einen arbeiten die einzelnen Rolfer unterschiedlich, setzen also unterschiedliche Schwerpunkte. Zum anderen werden Sie Ihren ganz persönlichen Prozeß erleben. So mag es sein, daß Ihre Motive oder Ihre individuelle Körperstruktur eine z.T. abweichende Vorgehensweise nahelegen. Außerdem kann eine Sitzung eine Eigendynamik entwickeln, die ein flexibles Umgehen mit der Situation erfordert. Der hier vorgestellte Ablauf ist nicht als starres Korsett aufzufassen.

Das Gesagte gilt vor allem für die Abschnitte über „Psychische Themen", die Sie bei der Beschreibung der einzelnen Sitzungen vorfinden werden. Da beim Rolfing der körperstrukturelle Aspekt im Mittelpunkt steht, werden psychische Themen nicht immer direkt, sondern eher im Kontext aufgegriffen. Inwieweit die von mir angedeuteten oder auch andere seelische Gesichtspunkte bei Ihnen eine Rolle spielen werden, hängt von Ihrer Motivation und von Ihrem ganz persönlichen Prozeß ab.

Allgemeine Hinweise

Während der Zeit Ihres Rolfing mag es eine Hilfe sein, Tagebuch über Ihre Erfahrungen zu führen. Sie können vor der ersten und nach der letzten Sitzung Gewicht und Körpergröße vergleichen. Wenn Sie Sport oder eine fordernde Körperarbeit betreiben, sollten Sie in der Zeit Ihres Rolfing nicht bis an die Grenzen der Belastbarkeit gehen, sich stets gut aufwärmen und etwas achtsamer als sonst mit sich umgehen. Rolfing regt den Stoffwechsel an. Trinken Sie deshalb viel in den Tagen zwischen den Sitzungen, vor allem zwischen den Sitzungen 1, 2 und 3. So können Abfallstoffe und Gifte ausgeschwemmt werden. Einige Stunden vor jeder Sitzung sollten Sie nur Leichtes essen. Schauen Sie, daß Sie in der Nacht vor jeder Rolfing-Stunde ausreichend viel Schlaf haben.

Es gibt verschiedene Wege, den Teil des Körpers zu „öffnen", an dem wir gerade arbeiten. Manchmal – auch wenn Sie Schmerz empfinden – sind bildliche Vorstellungen hilfreich. Zum Beispiel können Sie sich das Bild einer sich öffnenden Blume vorstellen. Oder Sie stellen sich die Hand des Rolfers als hilfreichen Freund vor, den Sie willkommen heißen. Atmen Sie in die entsprechenden Körperzonen, indem Sie sich beim Einatmen vorstellen, wie Sie die Atemluft dorthin schicken. Auf jeden Fall sollten Sie mit Ihrer Bewußtheit dabeibleiben und für alle Gedanken, Bilder, Gefühle und Empfindungen offen sein, die sich einstellen.

Lassen Sie sich nach jeder Sitzung etwas Zeit, damit Körper und Geist ein wenig spüren können, was an Veränderungen im Gang ist. Ein Spaziergang ist eine gute Gelegenheit dazu. Gefühlswelt und Denken brauchen Zeit zum Verarbeiten, bevor Sie sich wieder in den Alltag stürzen. Ein warmes Bad am Abend nach einer Rolfing-Sitzung ist oft sehr angenehm.

Nach den Sitzungen können unterschiedliche seelische Gefühle für einen oder mehrere Tage auftreten. Nehmen Sie diese an, beobachten und spüren Sie, lassen Sie geschehen. Diese sind häufig Teil der Auflösung alter Spannungen.

Wenn Sie mehr Energie und Bewegungsdrang verspüren, gehen Sie mit diesem Bedürfnis: Tanzen Sie (ein hervorragender Weg, den Körper sich selbst entdecken zu lassen), oder schwimmen Sie, oder was immer Sie mögen. Umgekehrt kann auch ein größeres Schlafbedürfnis auftreten. Auch dem sollten Sie nachkommen. Unterbrechen Sie lange Sitzperioden mit kleinen Bewegungen.

Machen Sie sich keine starren Bilder von dem, wie Ihr Körper sein sollte. Wenn Sie durch Veränderungen gehen und sich alte chronische Haltungen und Bewegungsmuster auflösen, kann es eine Versuchung geben, sich zu (ver)halten, wie Sie sich eine „gute" Haltung vorstellen. Dies würde aber nur neue Spannungen erzeugen. Lassen Sie stattdessen Ihren Körper auf seine neue Art sein – er hat viel Weisheit in sich. Sie sollten allerdings hin und wieder mit dem experimentieren, was Ihnen Ihr Rolfer an neuen Bewegungsmöglichkeiten oder hilfreichen Übungen zeigt. Die Abschnitte „Zwischen den Sitzungen" bei der folgenden Beschreibung der einzelnen Rolfing-Stunden geben Ihnen zusätzliche Möglichkeiten an die Hand.

Bleiben Sie sensibel gegenüber dem, was der Körper fühlt und tut. Wenn Sie zum Beispiel merken, daß Sie die Schultern hoch- oder den Bauch einziehen – Sie werden das durch Rolfing eher und deutlicher spüren –, erlauben Sie sich, loszulassen und in eine natürliche und angenehme Position zurückzukehren. Vielleicht finden Sie sich manchmal in „alten" Gewohnheiten oder Haltungen wieder. Seien Sie sich dessen einfach gewahr. Sie haben jetzt Alternativen dazu, auch wenn diese sich zuerst etwas fremd anfühlen mögen. Entdecken Sie deren Qualität von mehr Natürlichkeit, Bequemlichkeit und Leichtigkeit. Sie werden sich selbst zwischen alten und neuen Möglichkeiten hin und her gehend erleben. Nach und nach wird das Neue gewohnter werden. Manche Veränderungen passieren jedoch „wie von selbst", ohne daß Sie sich dessen bewußt werden.

Rolfing macht Sie sensibler für Botschaften, die Ihnen Ihr Körper sendet. Diese können sich z.B. in dem Bedürfnis äußern, sich aufzurichten, statt zusammenzusinken. Oder Sie bemerken Verspannungen. Beobachten Sie sich selbst: Verdrehen Sie sich gerade, während Sie etwas aus dem Regal nehmen? Oder Kopfweh: Was macht Ihnen gerade in Ihrem Leben Kopf-Zerbrechen? Seien Sie kreativ in Ihren Bewegungen und in Ihrer Lebensführung! Fragen Sie Ihren Rolfer nach alternativen Möglichkeiten von Bewegungsabläufen usw.

Es kann sein, daß Veränderungen, die Sie nach einer Sitzung sehr klar spürten, nach einigen Tagen nicht mehr so deutlich wahrnehmbar sind. Sie sind noch da! Ihr Körper hat sich einfach daran gewöhnt und sie integriert. Es werden – meist „unangemeldet"

– immer wieder Momente kommen, in denen Sie sich der Veränderungen – Leichtigkeit, Flüssigkeit, Bewegungsspielraum, Energie usw. – mehr bewußt sind, sei es bei der Arbeit, beim Spazierengehen, beim Sport usw.

Nutzen Sie diese Hinweise wie eine Landkarte, mit der Sie *Ihren* Weg eigener Erfahrungen gehen!

Erste Sitzung

Sie ist für Sie und Ihren Rolfer die Gelegenheit, einen gemeinsamen Arbeitsrhythmus zu finden und die verschiedenen Regionen Ihres Körpers zu spüren.

Körper-Themen

Es geht darum, mehr Raum zwischen Brustkorb und Hüften bzw. zwischen Brustkorb und Schultergürtel entstehen zu lassen, sowie den Brustkorb in eine mehr senkrechte Position über das Becken zu bringen (Abb. 6). Ferner geht es um mehr Atemfreiheit. Generell sollen in dieser ersten Stunde die großen äußeren Muskelhautschichten des Körpers, vor allem des Rumpfes, etwas von ihrer natürlichen Gleit- und Spannfähigkeit zurückgewinnen.

Unsere Art zu atmen beeinflußt direkt unsere Gefühle, und der Atem ist eine wesentliche Quelle unserer Lebensenergie. Zu wenig Einatmung: Nehme ich mir das, was ich im Leben brauche? In welchen Situationen atme ich flach oder kaum ein? Was fühle ich dann? Zu wenig Ausatmen: Versuche ich im Leben alles für mich zu behalten? In welchen Situationen atme ich kaum aus? Was fühle ich dann? Was will ich nicht loslassen oder ausdrücken?

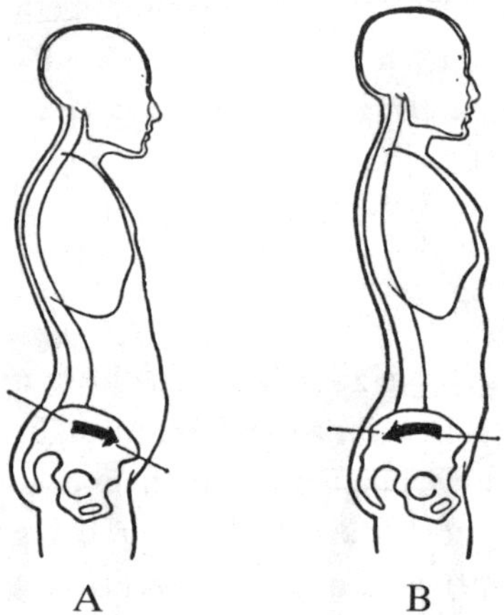

Abb. 6

A: vorgekipptes Becken, eingesunkener Brustkorb

B: Oberkörper richtet sich vertikal über dem waagerechten Becken auf.

Zwischen den Sitzungen

Setzen Sie sich einmal mit zusammengesunkenem Oberkörper hin und spüren Sie die Atmungsmöglichkeit in dieser Haltung, indem Sie voll ein- und ausatmen: Dann setzen Sie sich mit aufgerichtetem Becken hin, so daß Sie auf Ihren Sitzbeinen sitzen. Diese Haltung richtet auch den Oberkörper auf. Nun atmen Sie wieder voll ein und aus. Die Schultern dabei entspannt lassen. Wie groß ist Ihr Atemvolumen jetzt? Nehmen Sie Abb. 7 bei dieser Übung zu Hilfe.

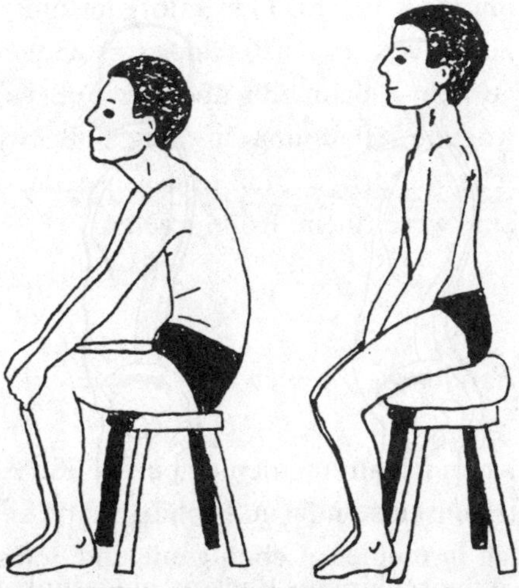

Abb. 7

Zweite Sitzung

Körper-Themen

In dieser Sitzung beginnen wir, Bein- und Rückenstruktur neu zu ordnen. Es geht vor allem um die Verbesserung der Gesamtstatik des Körpers durch angemessene Ausrichtung der Grundbausteine (Füße und Beine). Da die Füße und Beine bei jedem Schritt die Art des Bodenkontaktes und den mechanischen Bewegungsablauf in Becken und Oberkörper weitergeben, sind sie eine Schaltstelle jedes Bewegungsimpulses in den Gesamtorganismus hinein. Umgekehrt verteilt ausbalanciertes Gehen das Körpergewicht gleichmäßig über den Fuß, wobei eine ausgewogene Spannung in den Fußgewölben und die scharnierartige Funktionsweise der Sprunggelenke eine wesentliche Rolle spielen.

Psychische Themen

Kann ich auf meinen eigenen Füßen stehen oder bin ich unselbständig und abhängig von anderen? Erfahre ich in meinem Leben genügend Selbstunterstützung und Sicherheit? Habe ich einen eigenen Standpunkt? Verstehen kommt von Stehen! Stehe ich in meinem Leben auf dem Boden der Tatsachen? Oder habe ich vielleicht sogar zuviel Erdenschwere? Kralle ich mich aus Lebensangst am Boden fest? Bin ich zu unflexibel, meinen Standpunkt auch einmal zu verändern?

Zwischen den Sitzungen

Trinken Sie besonders in den Tagen nach dieser Sitzung viel, denn die Arbeit an den Füßen stimuliert den Stoffwechsel. Dies begünstigt die Ausschwemmung von abgelagerten Giften und Abfallstoffen.

Eine Vorstellungsübung, die über das Nervensystem wirken soll: Stellen Sie sich beim Gehen ab und zu vor, daß weit vor Ihnen zwei Bindfäden bei jedem Schritt die Knie abwechselnd waagerecht nach vorn ziehen. Ein Bindfaden also für jedes Knie, die Fäden laufen parallel. Statt der Bindfäden können Sie sich auch vorstellen, die Knie seien zwei Scheinwerfer, die beim Gehen parallel und waagerecht nach vorn leuchten. Welches Bild Sie auch bevorzugen: Versuchen Sie nicht bewußt den Gang zu kontrollieren oder gar zu verändern! Stellen Sie sich nur das Bild vor und laufen Sie los! Nehmen Sie wahr, was sich „von selber" tut, und wie sich das anfühlt.

Dritte Sitzung

Körper-Themen

Senkrechte Ausrichtung der Teile von den Körperseiten her. Durch Verlängerung der Körperseiten soll eine Balance zwischen Vorder- und Rückseite angestrebt werden. Dieses Gleichgewicht ist ablesbar an einer annähernd senkrechten Seitenlinie, die durch Ohren, Schultergelenk, Hüftgelenk, Knie und Fußknöchel führt (vgl. Abb. 1). Besonderes Augenmerk gilt der Stellung und Freiheit von Becken- und Schultergürtel. Letzterer soll entspannt *auf* dem Brustkorb ruhen; die Arme hängen dabei locker an den Seiten herab.

Durch Förderung der Zwerchfellfunktion, durch Raumvergrößerung in der Lendenwirbelgegend und zwischen den Rippen, vor allem um die 12. Rippe, wird das Thema Atmung aus der 1. Sitzung wieder aufgegriffen. Freies diagonales Schwingen der Arme beim Gehen kann ebenfalls Gegenstand der Sitzung sein.

Psychische Themen

Vorbemerkung: Es kann sein, daß dieses Thema auch oder vor allem erst in den Sitzungen 8 und 9 zum Tragen kommt. Die ausstreckende Bewegung der Arme hat auf der seelischen Ebene zwei Bedeutungen. Die erste ist das Herstellen von Kontakt, das Geben und Empfangen. Die zweite Bedeutung beinhaltet Aggression und den Ausdruck von Ärger. (Im Englischen kommt dies schon zum Ausdruck durch die doppelsinnige Bedeutung des Wortes „arms": Es bedeutet nämlich sowohl „Arme" als auch „Waffen".) Die Rumpfseiten unterstützen die Arme und sind der Ausdruck von Unterstützung in der Beziehung zu anderen Menschen („Ich stehe dir zur Seite"). Zu diesen Themen stellen Sie sich vielleicht einmal folgende Fragen: Kann ich andere um Unterstützung und Hilfe bitten? Umgekehrt: Gebe ich anderen Menschen genügend Unterstützung? Halte ich Wut und Frustration in den Armen fest, anstatt sie auszudrücken? Kann ich die Arme manchmal nicht locker lassen, weil ich mich unsicher fühle? Begegne ich Herausforderungen im Leben mit hängenden Schultern oder vielleicht mit krampfhaft zurückgezogenen Schultern?

Zwischen den Sitzungen

Spüren Sie ab und zu in Schultern und Arme hinein, ob Sie sie locker lassen oder festhalten. Wenn Sie eine Anspannung spüren, dann lassen Sie beim Ausatmen

Schultern und Ellbogen einmal schwer werden und nach unten sinken. – Tragen Sie Taschen u.ä. nicht immer einseitig, sondern abwechselnd mal links, mal rechts. Verteilen Sie eingekaufte Ware o.ä. auf zwei Tüten, so daß Sie besser ausbalanciert tragen.

Atmen Sie einmal im Liegen (mit aufgestellten Beinen) oder auch im Sitzen und Stehen bewußt und sanft in die Flanken – also in den Raum zwischen Rippen und Beckenseiten – hinein. Spüren Sie dort die leichte Ausdehnung beim Einatmen, und tun Sie dann dasselbe für den unteren Rücken.

Vierte Sitzung

Körper-Themen

Die Sitzungen 4 bis 7 beschäftigen sich intensiv mit der Harmonisierung von Stellung und Ausdehnung des *Kern*bereiches des Organismus. Unter Kernbereich verstehen wir den inneren Raum, der – von Muskeln und Muskelhäuten eingegrenzt – die inneren Organe und Eingeweide beherbergt. Dieser Kernbereich reicht von Nase und Rachen bis hinab zum Beckenboden. Die Arbeit am Kernbereich soll gleichzeitig das Entstehen der senkrechten inneren Linie fördern. Untrennbar verbunden mit dieser Zielsetzung ist die Herstellung einer ausbalancierten Beckenstellung, welche die Sitzungen 4 bis 6 mitbestimmt.

In der vierten Sitzung geht es um die Organisierung und Befreiung derjenigen Gewebestrukturen, die von unten her den Kernbereich begrenzen. Dies ist vor allem der Beckenboden, dazu gehören aber auch die Muskeln der Beininnenseiten. Dies bedeutet, daß das Thema der Stellung von Beinen und Füßen (2. Sitzung) unter neuen Aspekten und auf einer tieferen Ebene wiederaufgegriffen wird. Die Arbeit in den tieferen Bindegewebsschichten um die Wirbelsäule kann ebenso als Arbeit an der Hülle des Kernbereichs angesehen werden.

Die Qualität eines mühelosen und flüssigen Gehens steht ebenso im Mittelpunkt wie die optimale Funktionsweise der Beckenbodenmuskulatur. Deren ausgewogener Spannungszustand gewährleistet dreierlei. Erstens gibt er den Verdauungs- und inneren Geschlechtsorganen Stütze, zweitens ermöglicht er die ungehinderte Atmungsausdehnung des Kernbereichs nach unten hin, und drittens dient er einer freien Beweglichkeit von Beinen und Becken.

Psychische Themen

Das Thema ist hier Kontrolle und Loslassen von Kontrolle. Einer der ersten Akte von Selbstkontrolle, der uns als Kind abgefordert wurde, war das Toiletten-Training durch Kontrolle der Beckenbodenmuskeln. Später wurde persönliche Kontrolle vielleicht damit gleichgesetzt, sich nie gehen zu lassen, keine Gefühle aus sich herauszulassen, niemals aufzugeben usw. Nun ist Selbstkontrolle in bestimmten Situationen durchaus angemessen. Dazu gehört Willenskraft und manchmal Durchhaltevermögen. Beide Fähigkeiten spielen im Leben eine wichtige Rolle: in Beziehungen, in der Sexualität, bei der Arbeit usw. Ein häufiges Hindernis dabei ist Angst. Wie sieht diese manchmal recht schwierige Balance zwischen Loslassen und Kontrolle bei mir aus? Welche Rolle spielen Ängste dabei? In welchen Situationen spanne ich den Bek-kenboden an? Oder habe ich zu wenig Kontrolle über die Muskeln des Beckenbodens?

Zwischen den Sitzungen

Beim Gehen können Sie abwechselnd den Becken-boden anspannen und loslassen. Wie wirken sich beide Möglichkeiten auf den Gang aus?

Falls es Ihnen schwerfällt, die Beckenboden-muskulatur anzuspannen, die Spannung also zu gering ist (trifft eher bei Frauen als bei Männern zu), trainie-ren Sie diese. Stellen Sie sich vor, Sie wollen den Urin zurückhalten, und spannen Sie die entsprechende Muskulatur an. Dann wieder loslassen usw.

Ein hilfreiches Büchlein in diesem Zusammenhang:
Helle Gotved, Beckenboden und Sexualität.
Wirkungsweise und Kräftigung der Muskulatur,
Hippokrates Verlag, Stuttgart, 1983.

Stellen Sie sich öfters vor, daß Sie in den Becken-boden hineinatmen, sei es im Stehen, Liegen (mit aufgestellten Beinen) oder im Sitzen.

Fünfte Sitzung

Körper-Themen

Weiterarbeit am Kernbereich (s. 4. Sitzung) durch Neuordnung des Gewebes der Vorderseite. Dabei geht es auch um ein Spannungsgleichgewicht zwischen tiefer und oberflächlicher Bauchmuskulatur (Abb. 8). Ein Schlüsselmuskel dieser Sitzung ist die Lendenmuskulatur (Psoas). Wenn sie eine angemessene Spannung aufweist, gibt sie zum einen der Lendenwirbelsäule die Möglichkeit, sich angemessen zu organisieren. Zum anderen erleichtert dies Becken, Beinen und Rumpf, eine ausgewogene Stellung zueinander zu finden.

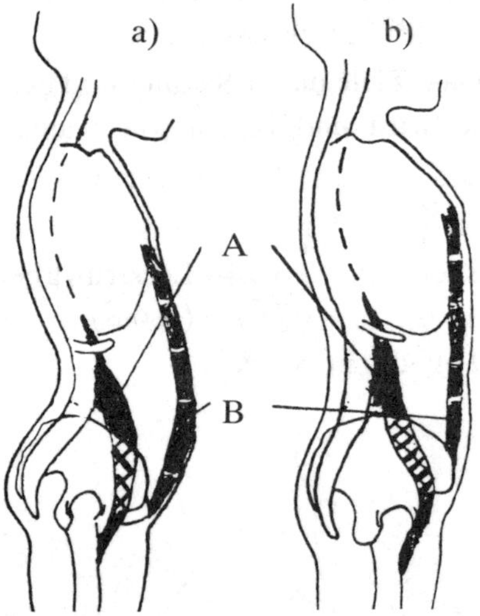

Abb. 8

A: Lenden-
muskulatur
(M. Iliopsoas)

B: gerade
Bauch-
muskulatur
(M. Rectus
abdominis)

a) Länge und Tonus von Lendenmuskulatur und gerader Bauchmuskulatur nicht ausgeglichen.

b) Gleichgewicht zwischen wirkendem und gegenwirkendem Muskel.

Es gibt zwei Arten des Gehens. Die eine – weit verbreitete – ist die extrinsische, also von mehr äußeren Muskeln bewerkstelligte Gehweise, bei der das Bein primär durch den M. rectus femoris nach vorn angehoben wird (Abb. 9a). Beim intrinsischen Modus geht der Bewegungsimpuls hingegen vom innen befindlichen Lendenwirbel aus (Abb. 9b). Diese mühelosere und anmutigere Gehweise ist freilich nur möglich, wenn der Lendenmuskel reaktionsfähig ist und im rechten Spannungsverhältnis zur äußeren geraden Beinmuskulatur steht.

Weitere funktionale Ziele dieser Sitzung sind eine freiere Atmung in Brust und Bauch sowie ange-

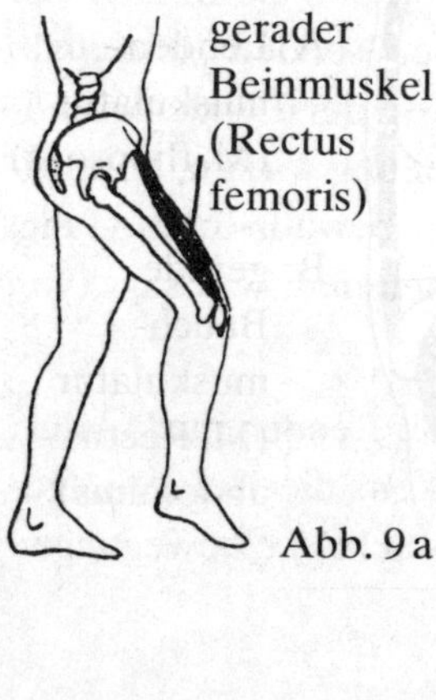

Abb. 9 a

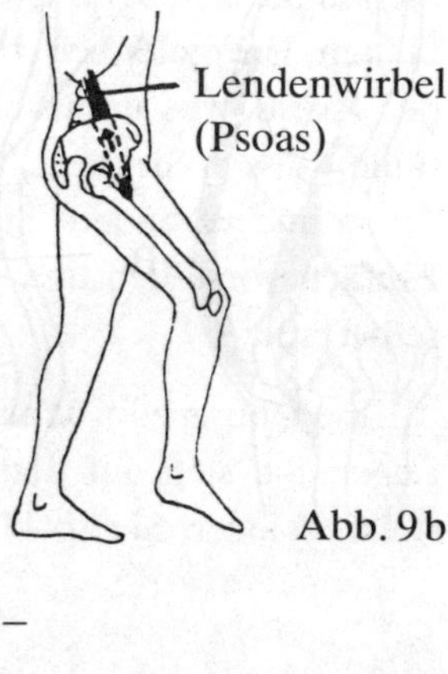

Abb. 9 b

messener Raum für die inneren Organe zur Besserung ihrer Funktionsfähigkeit.

Psychische Themen

Bauch und Brustkorb sind häufig die Körperregionen, in denen Gefühle durch Verhärtung der Muskelhäute und Muskeln sowie ein „Gefrieren" der inneren Organe und Eingeweide festgehalten werden. Welche Gefühle unterdrücke oder vermeide ich? In welchen Situationen halte ich den Atem an? Bewußtes Atmen kann die Emotionen wieder in Fluß bringen.

Zwischen den Sitzungen

Stellen Sie sich beim Gehen vor, daß die Beine nicht in den Hüftgelenken beginnen sondern unterhalb des Brustkorbs unmittelbar vor der Lendenwirbelsäule. Lassen Sie diese Vorstellung wirken, kontrollieren und verändern Sie nicht bewußt Ihren Gang. Einfach vorstellen und wahrnehmen, was sich (von selbst) tut.

Eine Übung zum Training der Lendenmuskulatur: Legen Sie sich auf den Rücken, die Beine aufgestellt. Wiegen Sie in kleinen Schaukelbewegungen das Becken. Stellen Sie sich dabei vor, wie die sanfte Bewegung vom unteren Rücken aus beginnt. Dies hilft Ihnen, das Becken tatsächlich nur von innen her mit der Lendenmuskulatur zu bewegen. Bauch- und Beckenbodenmuskulatur entspannt lassen!

Sechste Sitzung

Körper-Themen

Wieder geht es um den Kernbereich des Organismus (s. 4. Sitzung), diesmal um den rückwärtigen Aspekt. Die Stellung des Beckens, ferner flexible wie stabile Gelenke zwischen Kreuzbein und Hüftknochen sowie die richtige Kreuzbeinstellung sind wesentliche Ziele dieser Sitzung, damit die Wirbelsäule sich gerade und entspannt über Becken und Kreuzbein aufrichten kann. Die korrekte statische Ausrichtung der Beine ist sowohl Voraussetzung wie Ergebnis der oben genannten Ziele.

Fließende, geradeaus gerichtete Beinbewegungen beim Gehen, eine bei Bewegung und Atmung wellenförmig feinschwingende Wirbelsäule sind die funktionellen Schwerpunkte. Die Wirbelsäule soll sich im Gehen, Beugen und Stehen ihre Länge bewahren können. Ferner geht es um ausreichende und ausgewogene Bewegungsfreiheit der Hüft- und der Kreuzgelenke. Anknüpfend an die vierte Sitzung geht es auch nochmals um die rechte Spannung des Beckenbodens.

Psychische Themen

Die Körperrückseite ist die Seite, die wir der Welt vorenthalten, die wir buchstäblich zu-rück-halten. Sie beherbergt unsere Schattenseiten, die wir so manches Mal auch vor uns selbst nicht wahrhaben wollen. Wie steht es bei mir damit?

In Angstzuständen ziehen wir unser Schwanzrelikt, das Steißbein, ein, indem wir die Gesäßmuskulatur anspannen. Dies verhindert allzuoft unseren Selbstausdruck, unsere Kraft und Kreativität.

Zwischen den Sitzungen

Egal, ob Sie Bauch- oder Brustatmer sind, stellen Sie sich öfter einmal vor, daß Sie beim Atmen die Luft in den oberen oder unteren Rücken hineinschicken. Dies erleichtert die Atmungstiefe, entspannt den Rücken und bringt Kontakt mit den eigenen Gefühlen. Das Spüren und Atmen in den Bereich der Brustwirbelsäule zwischen den Schulterblättern gibt mehr Klarheit und Objektivität in Situationen, in denen Sie durch eingefahrene Gefühle daran gehindert werden, etwas Abstand zu gewinnen.

Siebte Sitzung

Körper-Themen

Verlängerung und Erweiterung des Kernbereichs werden abgeschlossen durch die Arbeit an der oberen Begrenzung des inneren Raums. Zum Abschluß kommen auch Verlängerung bzw. Ausrichtung des Nackens und des Kopfes. Nachdem sich in den vorhergehenden Sitzungen die tieferliegenden Teile um die innere Linie herum besser ausbalanciert haben, ist nun das Fundament vorhanden, auf dem sich Hals und Kopf müheloser aufrichten können. Ein weiteres Thema sind die Entspannung der Gesichtsmuskulatur und die Ausbalancierung der Kiefergelenke.

Freiheit, Unabhängigkeit und Ausgewogenheit der Bewegung von Nacken, Unterkiefer und Kopf.

Psychische Themen

Trage ich die Nase immer oben oder laufe ich vielleicht mit gesenktem und eingezogenem Kopf durchs Leben? „Beiß' die Zähne zusammen!" ist eine Aufforderung, die so mancher von uns verinnerlicht hat. Dies kann bis zum nächtlichen Zähneknirschen gehen. Hier klingt das Thema Loslassen oder Festhalten aus der vierten Sitzung wieder an.

Stellen Sie sich beim Stehen, Sitzen oder Gehen vor, Ihr Kopf sei ein Gasballon, der senkrecht nach oben steigt. Und zwar in senkrechter Verlängerung der Halswirbelsäule, also nicht das Kinn hochziehen.

Stellen Sie sich ab und zu vor, Ihre Augen säßen nicht an der Vorderseite des Kopfes, sondern tief in der Mitte des Kopfes. Von dort empfangen Sie entspannt die Bilder von außen, anstatt angestrengt auf die Außenwelt zu starren. Neben entspanntem Sehen begünstigt diese Übung die Senkrechte von Kopf und Hals.

Für beide Übungen gilt wieder: nicht gewollt etwas verändern wollen, sondern die Bilder in sich und für sich arbeiten lassen.

Achte und neunte Sitzung

Die letzten drei Sitzungen dienen zum einen dazu, Themen der ersten sieben Rolfing-Stunden noch einmal wiederaufzugreifen, zum anderen geht es darum, die neugeordneten Strukturen in Übereinstimmung zu bringen und zu integrieren, d.h. zu einer harmonischen Ganzheit zu entwickeln.

Körper-Themen

Im obigen Sinne geht es in der 8. Sitzung hauptsächlich um das strukturelle Gleichgewicht des Körpers im Ruhezustand, in der 9. in erster Linie um den Bewegungsaspekt. Beide Sitzungen beschäftigen sich noch einmal intensiv mit der Waagerechte von Bekken- und Schultergürtel sowie mit ihrer Verbindung durch die Körpermitte hindurch. Mehr noch als in den bisherigen Sitzungen wird die strukturelle Ordnung der Gürtel jedoch stets in ihrer Beziehung zum Kernbereich und zur inneren Linie des Gesamtorganismus behandelt. Meist wird in der achten Sitzung mehr am Beckengürtel, in der neunten mehr am Schultergürtel gearbeitet.

Im Vordergrund stehen effektivere Bewegungsmuster von Armen und Beinen, wobei in der neunten Sitzung verstärkt eine Verbundenheit beider Gürtel mit der Körpermitte angestrebt wird. Außerdem soll das Zusammenspiel von inneren und äußeren Schichten der Muskulatur harmonisiert werden.

Psychische Themen

Die innere Linie und der Kernbereich des Körpers sind Repräsentanten des Seins. Schultern und Arme sowie Becken und Beine, also die Gürtel, sind Repräsentanten des Tuns. Sein und Handeln sollten in einem harmonischen Verhältnis zueinander stehen. Wie ist es bei mir? Verliere ich bei den Aktivitäten des Alltags allzuoft den Kontakt zu mir selbst? Ruhe ich genügend in mir oder lasse ich mich von inneren und äußeren Zwängen treiben? Horche ich genügend auf meine innere Stimme, die mir sagen möchte, was mir jetzt guttut und was richtig für mich ist? (s. auch den entsprechenden Abschnitt der 2. und 3. Sitzung).

Zwischen den Sitzungen

Stellen Sie sich einmal vor, Ihr Brustkorb sei ein Gasballon, dessen Mittelpunkt sich in der Mitte zwischen Sonnengeflecht (dem Punkt, wo die Rippen sich am unteren Ende des Brustbeins treffen) und den Wirbeln, die auf dieser Höhe liegen, befindet. An diesem Ballon ist das Becken als Ballonkorb flexibel aufgehängt. Jetzt stellen Sie sich im Stehen oder Gehen vor, daß der Ballon von seinem Mittelpunkt her aufwärts schwebt, während der Ballonkorb, das Becken also, frei unter dem Ballon schwingt. Zur Erinnerung: nichts aktiv erzwingen, nur vorstellen.

Stellen Sie sich beim Gehen vor, daß die Beine sich nicht von den Hüftgelenken her bewegen, sondern von der Gegend her, die ich in der vorherigen Übung als Ballonmittelpunkt beschrieben hatte.

Schauen Sie sich noch einmal die Abbildung 7 an. Sicher fällt Ihnen nun das aufrechte Sitzen schon leichter. Hier noch einige hilfreiche Hinweise, wenn Sie die Sitzübung wiederaufgreifen wollen:

1. Die Sitzgelegenheit sollte eine Höhe haben, welche die Knie ein wenig tiefer stellt als die Sitzknochen, jedenfalls sollten die Sitzknochen nicht tiefer sein als die Knie.

2. Die Füße sollen sich nicht zu weit vor oder hinter den Knien befinden, weil Ihnen sonst die Unterstützung fehlt und das Becken nicht seine angemessene Stellung finden kann.

3. Aus einer Beckenlage, wie sie auf Abb. 7 links zu sehen ist, kommen Sie in eine waagerechte Position

des Beckens, indem Sie das Becken um eine gedachte innere Achse, die durch beide Hüftgelenke führt, nach vorn drehen; und zwar, bis Sie spüren, daß Sie auf der Vorderseite der Sitzknochen sitzen.

4. Wenn jetzt der Rücken zu sehr spannt (Hohlkreuz), lassen Sie den ganzen Oberkörper von den Hüftgelenken ein wenig nach vorn pendeln (langsam), bis Sie spüren, daß Sie die Spannung im Rücken vermindern können und daß Sie im Gleichgewicht sind.

5. Jetzt sollte Ihr Oberkörper mühelos auf dem Rücken ruhen können, was eine Entspannung im Nacken und in den Schultern ermöglicht.

Eine Übung zur Entspannung der Schultern: Sie wollen den Arm nach vorn oder seitlich anheben. Bevor Sie den Arm bewegen, lassen Sie – ausatmend – den Ellbogen und die Schulter nach unten sinken (nicht ziehen, sondern sinken lassen!). Erst jetzt den Arm langsam in die gewünschte Richtung bewegen. Während der Bewegung achten Sie darauf, daß die Schulter offen und entspannt bleibt. Jetzt probieren Sie einmal als Kontrast die Armbewegung unter bewußter Anspannung des Schulterbereichs. Merken Sie Unterschiede? Diese Übung können Sie variiert vielfach in den Alltag integrieren (Tasse anheben, telefonieren usw.).

Die folgende Übung hilft, die Aktivität der Arme mehr aus der Mitte heraus geschehen zu lassen. Während des diagonalen Armschwingens beim Gehen oder wenn Sie einen Arm oder beide bewegen, stellen Sie sich vor, Ihr(e) Arm(e) begännen nicht in den Schultern, sondern in der Gegend des Übergangs von der Brustwirbelsäule zur Lendenwirbelsäule.

Zehnte Sitzung

Körper-Themen

Die Gesamtintegration wird abgerundet, wobei zwei umfassende Ziele des Rolfing besondere Beachtung finden. Zum einen geht es für den Klienten um das Erleben der inneren Linie, um die sich der Körper herum organisiert. Zum zweiten gilt das besondere Augenmerk der waagerechten Ausrichtung und Beweglichkeit der paarig angeordneten Gelenke (vgl. Abb. 5).

Dementsprechend geht es um das freie Spiel der Gelenke sowie um eine flexible innere Achse, die sich nach oben und unten von der Körpermitte her ausdehnen kann. Fließende und verbundene Bewegungen sind Kennzeichen dieser Gesamtintegration.

Psychische Themen

Die Gelenke sagen etwas über die Reife aus; stabile und frei bewegliche Gelenke sind Ausdruck des Erwachsenen – Kinder haben instabile, ältere Leute eher starre Gelenke. Auf der psychisch-geistigen Ebene bedeutet Erwachsensein: stabil sein, aber gleichzeitig die Fähigkeit besitzen, sich auf neue Situationen einzustellen. Reife bedeutet ferner: innere seelische und körperliche Grenzen anzunehmen und gleichzeitig kreativ mit ihnen umzugehen. Wie sieht das bei mir aus?

Gesamtintegration des Körpers zu einer Ganzheit bedeutet, daß die Teile des Körpers eine harmonische Einheit bilden, indem sie aufeinander bezogen sind. Auch unser Leben besteht aus vielen Einzelbereichen wie Partnerbeziehungen, Liebe, Arbeit, Erholung, Freundschaft, Interessen, Geistesleben usw., die aufeinander bezogen und in einem bestimmten Gleichgewicht zueinander stehen sollten. Gibt es diese Balance in meinem Leben? Oder sind die Bereiche voneinander getrennt und entfremdet? Gibt es Bereiche, die alle anderen verdrängen?

Sie werden wahrgenommen haben, daß mit dem Fortschreiten des Rolfing-Prozesses Ihre bewußte Verantwortung für diesen Prozeß zugenommen hat. Je mehr Sie in Kontakt mit sich selber und Ihrer Ganzheit gekommen sind, je differenzierter Sie sich wahrgenommen haben, desto mehr Eigenverantwortung haben Sie übernommen. Auch dies ist – nicht nur im körperlichen, sondern auch im geistig-seelischen Sinne – ein Kennzeichen von Reife. Bin ich im Leben bereit, für mich selber verantwortlich zu sein? Fülle ich die Freiheit, die dies ja auch bedeutet, aus, indem ich mein Leben eigenverantwortlich gestalte?

Stellen Sie sich im Stehen oder Gehen einen Haken vor, der sanft (!) Ihren Kopf Richtung Himmel zieht. Nehmen Sie die leichte Entspannung in der Wirbelsäule wahr, wenn Ihr Kopf sich ein wenig vom Hals nach oben abhebt. Während Sie diesen Zug nach oben spüren, nehmen Sie auch den leichten Zug der Schwerkraft nach unten wahr, der Ihre Arme und Schultern frei nach unten hängen läßt (wie einen Mantel auf dem Kleiderbügel).

Erspüren Sie die innere Linie: Sie beginnt am Boden zwischen den Fußknöcheln, verläuft zwischen den Beinen zur Beckenbodenmitte, setzt sich fort entlang der Vorderseite von Kreuzbein und Wirbelsäule und endet in der Kopfspitze. Nun stellen Sie sich vor, daß diese Linie sich sowohl hinunter in die Erde als auch nach oben Richtung Himmel verlängert. Erzwingen Sie nichts, spüren und beobachten Sie nur, wie Sie gleichzeitig Standfestigkeit (Erde) und Leichtigkeit (Himmel) gewinnen.

Ende offen

Der Abschluß der Grundserie des Rolfing ist ein *offenes* Ende. Und das in zweierlei Hinsicht. Die Monate nachher sind eine Zeit der weiteren Verarbeitung und Integration der Anstöße, die das Rolfing gesetzt hat. Dabei wird Ihnen die Schwerkraft indirekt helfen, denn sie unterstützt Sie nun besser, da Ihr Organismus optimaler auf sie eingestellt ist. Bleiben Sie also aufmerksam für alle Veränderungen körperlicher wie seelisch-geistiger Art, die sich weiterhin einstellen mögen. Seien Sie sich Ihres Körpers stets gewahr, nehmen Sie seine Signale wahr. Experimentieren Sie mit Ihren neuen Möglichkeiten. Benutzen Sie dabei auch hin und wieder dieses Kapitel über die Grundsitzungen, besonders die allgemeinen Hinweise zu Beginn sowie die Abschnitte „Psychische Themen" und „Zwischen den Sitzungen". Denken Sie aber daran: Es geht nicht um verbissenes Einüben neuer Körperhaltungen, sondern um spielerisches „am Ball bleiben". Zur Unterstützung dieser Selbsthilfe möchte ich Ihnen ein Übungsprogramm (bestehend aus Buch, Cassetten und Übungskarten) empfehlen: Robert Schleip, Der aufrechte Mensch. Übungskurs für eine gelöste Körperhaltung und einen natürlichen Gang, Sphinx-Verlag, Basel, 1990.

Darüber hinaus gibt es natürlich viele Möglichkeiten, sich durch andere Formen der Körper- und Bewegungserfahrungen weiterzuentwickeln: Aikido,

Bauchtanz, Feldenkrais, Tanztherapie, Yoga usw.

Offenes Ende meint zum zweiten, daß Ihr Prozeß der Strukturellen Integration jetzt in gewisser Weise abgerundet ist, sich aber dennoch durch weitere Rolfingsitzungen fortsetzen läßt. Dazu einige Hinweise:

Nach einer gewissen Verarbeitungszeit – in der Regel mindestens ein halbes Jahr – können Sie Ihre Erfahrungen und die erreichten Ergebnisse in einzelnen Nachsitzungen auffrischen. Falls irgendwann einmal Ereignisse wie Unfall, Operation, seelische Traumata usw. Sie wieder ein Stück weit aus dem Gleichgewicht gebracht haben sollten, ist eine Wiederherstellung dieses Gleichgewichts natürlich sinnvoll. Neben diesen Nachsitzungen gibt es aber auch die Möglichkeit der Serie von fünf Fortgeschrittenen Sitzungen. Diese bauen auf den Ergebnissen der Grundserie auf und entwickeln sie weiter.

Eine weitere Möglichkeit der Fortentwicklung stellt das „Rolfing-Movement" dar. Wie der Name schon sagt, geht es bei diesem – in Europa noch nicht sehr verbreiteten – Zweig des Rolfing um Struktur- und Bewegungsverbesserung durch eine aktiv-bewußte Wahrnehmung und Veränderung der Bewegungsmuster. Der Aspekt der direkten Arbeitsweise mit den Händen am Gewebe tritt hier zurück zugunsten des Bewegungs-Aspekts.

Rolfing-Movement ist zur Ergänzung des Rolfing gut geeignet.

– 4 –
Einige Anregungen für den Alltag

Ergänzend zu den vor allem im dritten Kapitel gegebenen praktischen Hinweisen möchte ich an dieser Stelle noch einige konkrete Anregungen für den „bewegten" Alltag geben. Diese können zwar die individuelle Hilfestellung und Beratung durch den Rolfer oder Bewegungslehrer nicht ersetzen; andererseits können sie teilweise auch dann von Nutzen sein, wenn man sich nicht zum Rolfing entschließt.

Schuhe - die zweite Haut der Füße

Dieses Bild gilt abgewandelt zwar für unsere Kleidung insgesamt, doch beeinflußt besonders das Schuhwerk, das wir tragen, in hohem Maße die Qualität unserer Bewegung. Es gibt ein paar Faustregeln, die beim Schuheinkauf zu beachten sind, wenn wir es gut mit unseren Füßen, den Grundbausteinen unseres Körpers, meinen:

- Es muß genügend Platz für Beugung und Streckung des Fußgewölbes geben.
- Die Schuhe sollten eine scharnierartige Bewegung zwischen Knöcheln und Ferse sowie zwischen

Mittelfuß und Zehen erlauben. Am besten einige Minuten probegehen!

- Wenn das Fußbett des Schuhs in das innere Längsgewölbe des Fußes preßt und so das Körpergewicht auf die Außenkante bringt, ist der Schuh nicht geeignet.

- Fußbett und Sohle sollten dem Fuß erlauben, sich wechselndem Untergrund anzupassen. Holzsohlen, Clogs usw. erfüllen diese Bedingung nicht.

- Die Schuhe sollten einen gleitenden Übergang von langsamer zu schneller Bewegung ermöglichen. (Kann ich bequem in den Schuhen losrennen, um den Bus zu erreichen?)

- Negativabsätze können *vorübergehend* sinnvoll sein; aber nur, wenn das Becken strukturell zu sehr vornübergeneigt ist und die Beinrückseiten chronisch verkürzt sind (etwa durch jahrelanges Tragen von Stöckelschuhen).

- Ausnahmen - bei spezieller Nutzung des Schuhwerks oder bei bestimmten Fußproblemen - bestätigen diese Regeln.

Über das Sitzen

Ein Design der Sitzgelegenheiten, welches dem

Menschen unter strukturellen Gesichtspunkten gut tut, gibt es leider (noch) kaum. Dies gilt zum Beispiel für die Autositze. Die meisten sind so geformt, daß das Becken nach hinten abwärtskippt, sodaß der Fahrer eher auf dem Steißbein anstatt auf den Sitzknochen sitzt. Eine derart zurückgelehnte Haltung verhindert geschmeidige Körperreaktionen und führt zu typischen Erscheinungen wie weher Nacken, steife Schultern und Kreuzweh. Wie kann man sich selber helfen? Zunächst einmal sollte der Sitz soweit wie möglich in eine Position gebracht werden, die wenigstens eine annähernd horizontale Sitzfläche und eine annähernd vertikale Rückenlehne bietet. Ein Keilkissen kann zusätzlich das Becken von hinten-unten unterstützen und damit auch den unteren Rücken. Weitere Tips: Achten Sie auf eine offene freie Atmung. Die Hände am Steuerrad und die Beine so wenig anspannen wie möglich. Schultern und Nacken locker lassen (ein Steuerrad ist kein Preßlufthammer).

Über funktional günstiges Sitzen und die rechte Höhe der Sitzfläche habe ich im Zusammenhang der Rolfing-Sitzungen eins, acht und neun einiges gesagt. Wenn Sie an einem Tisch arbeiten, lesen oder schreiben, sollte die Tischhöhe ein angemessenes Verhältnis zur Sitzhöhe und zu Ihrer Körpergröße haben. Ist der Tisch zu hoch, drücken die aufgelegten Ellbogen/Unterarme die Schultern hoch. Ist er zu niedrig, neigt der Benutzer zum Rundrücken. Menschen mit sehr starkem strukturellen Rundrücken haben oft große Mühe, eine ausbalanciert aufrechte Haltung über längere Zeit beizubehalten. Hier kann ein Keilkissen nützlich sein. Generell gilt: längere Sitzphasen immer wieder einmal unterbrechen durch eine entspannt vorgebeugt hängende Haltung, bei der der Oberkörper auf den Beinen ruht, Arme und Kopf frei herunterbaumeln.

Wer viel liest, kann einen verspannten Nacken vermeiden, wenn er sich eine Buchstütze zulegt, die Buch, Zeitschrift o.ä. in eine schräg-vertikale Position bringt, sodaß Kopf und Nacken nicht ständig gebeugt werden müssen. Auch Manuskripthalter aus dem Bürofachgeschäft leisten hier gute Dienste. Es gibt vereinzelt sogar in der Höhe verstellbare - stehlampenähnliche - Buchhalter zu kaufen, die ein entspanntes Lesen im Sessel oder auf der Couch ermöglichen.

Sport als Spiel

Sportliche Betätigung wird von vielen Menschen leider wie ein Kampf gegen den eigenen Körper betrieben. Der Körper wird wie eine Maschine auf Gewichtsabnahme, Muskelstärke oder Rekordmarken getrimmt. Ich möchte Ihnen dagegen eine eher spielerische Herangehensweise mit Feingefühl für die Bewegungsabläufe nahebringen. Dabei geht es um eine qualitative Wohlspannung des Gesamtorganismus, um inneres und äußeres Gleichgewicht.

In diesem Sinne sind solche Sportarten am besten, bei denen die Muskulatur insgesamt ausgewogen aktiviert wird. Dies sind vor allem Schwimmen, Wandern und Langlaufski. Die exzessive Ausübung einseitiger Sportarten wie Tennis, Gewichtheben u.a. führen aufgrund von Überspezialisierung bestimmter Körperteile zu strukturellen Verformungen und langfristig zu spezifischen Verletzungsanfälligkeiten und Gelenkproblemen. Die verschiedenen Formen des Kraft-Trainings konzentrieren sich darüber hinaus allzusehr auf die Entwicklung der *äußeren* Muskulatur auf Kosten der tiefen Muskeln im Innern des Körpers. Statt einer inneren Öffnung und Gleichgewichtsfindung wird der Organismus in ein starres Korsett von Bindegewebshüllen eingezwängt. Da Kraft-Training auf die persönliche Körperstruktur des Einzelnen nicht eingeht, werden vorhandene strukturelle Verschiebungen lediglich verdeckt und verfestigt.

Leute mit bewegungsarmem Alltag und zurückgehaltenen Emotionen profitieren von Sportarten mit expressiver Bewegung und mit zwischenmenschlichen Kontakten wie Tanz, Kampfsport und Ballspielen.

Hier nun einige Hilfen, um beim Langlaufen (Joggen) durch Verfeinerung des Körperbewußtseins den Laufstil weniger kraftaufwendig und entspannter zu gestalten. Diese Hinweise sind abgewandelt z.T. auch auf andere Sportarten anwendbar. Befolgen Sie sie jedoch nicht einfach, sondern experimentieren Sie damit! Neugier, Humor und eine liebevolle Einstellung zu sich selbst sind für Veränderungen hilfreicher als verbissenes Üben.

- Laufen Sie auf erdigem Untergrund, da asphaltierte Wege den Körper zu harten Stößen aussetzen.

- Halten Sie den Unterkiefer fest? Wenn ja, lassen Sie ihn entspannt hängen.

- Auch die Gesichtsmuskulatur locker lassen. Die Augen sollten weich schauen, nicht starren.

- Manche Jogger pressen den Kopf in den Nacken und verkrampfen die Nackenmuskulatur. Bringen Sie den Kopf in eine ausbalancierte Position (Augen schauen horizontal) und stellen Sie sich vor, der Kopf sei eine Boje, die auf ruhigem Wasser schwimmend ganz leichte Tänzelbewegungen vollführt. Nacken entspannt lassen.

- Pressen Sie die Arme an den Körper oder halten Sie die Arme durch Muskelkraft? Lassen Sie sie frei schwingen. Unter- und Oberarme sind entspannter, wenn der Winkel zwischen beiden nicht kleiner ist als 90°. Vermeiden Sie es, die Schultern hochzuziehen oder die Hände zu verkrampfen.

- Wenn Sie den Brustkorb vorschieben und die Schultern nach hinten ziehen, lassen Sie das Brustbein ein wenig sinken und die Schultern ein wenig nach vorn-unten fallen. Wenn Sie merken, daß Ihr Brustkorb im Gegenteil eher zusammengesunken ist, und die Schultern nach vorne geschoben sind, so stellen Sie sich vor, ein unsichtbarer Faden würde das Brustbein ganz leicht nach vorn-oben ziehen.

- Atmen Sie nicht stoßweise forcierend, sondern überlassen Sie sich passiv der Atmung. Sie können sich vorstellen, die Rippen des Brustkorbs würden mit der Atembewegung sanft im Wasser schwimmen.

- Stellen Sie sich vor, Ihr Becken hängt vom Brustkorb herab wie der Passagierkorb eines gasgefüllten Ballons.

- Bei manchen Joggern vollführen die Beine - sichtbar an Füßen und Knien - wahre Eiertänze. Stellen Sie sich vor, die Knie werden von unsichtbaren Fäden parallel nach vorn gezogen. Ein anderes Bild: die Kniescheiben leuchten wie Scheinwerfer parallel nach vorn. Diese Bilder beeinflussen nicht nur die Geradeausbewegung der Beine, sondern auch das Abrollen der Füße positiv.

Wenn Sie mit diesen Hinweisen spielen, so bleiben Sie mit Ihrer Aufmerksamkeit stets eine Weile in einer Körpergegend, bevor Sie sich einer anderen zuwenden. Es gilt zunächst, das gewohnte (problematische) Bewegungsmuster bewußt wahrzunehmen, und erst danach ein neues zu probieren. Wechseln Sie öfter zwischen Altem und Neuem hin und her.

– 5 –
Ausbildung zum Praktizierenden der Rolfing-Methode

Anfang der siebziger Jahre begründete Ida Rolf das „Rolf-Institut" in Boulder/Colorado (USA) als Ausbildungsstätte und Berufsorganisation der Rolfer(innen). Seit zehn Jahren gibt es auch eine „Europäische Region" des Instituts. Seither finden auch in Europa kontinuierliche Ausbildungsgänge zum „Certified Rolfer" statt.

Die Ausbildung umfaßt folgende Abschnitte:
A) Ausbildung zum Certified Rolfer
B) Weiterbildungsphase
C) Ausbildung in fortgeschrittenen Konzepten und Techniken zum „Advanced" Rolfer

Abschnitt A gliedert sich in drei Teile:

1) 2 Monate theoretischer Unterricht sowie Schulung im Sehen und Berühren

2) Unterrichtsfreier Interimsabschnitt von ca. 2 – 12 Monaten zur Verarbeitung des ersten Teils und zur Vorbereitung auf den dritten Teil

3) 2 Monate praktische Ausbildung, die bei erfolgreicher Absolvierung zur Tätigkeit als Rolfer im Rahmen der 10 Grundsitzungen führt. Dieser Ab-

schluß verpflichtet zur Teilnahme an Fortbildungsseminaren.

Abschnitt B, also die Teilnahme an Fortbildungsveranstaltungen, die das Rolf-Institut anbietet, sowie eine berufliche Tätigkeit als Rolfer von mindestens drei Jahren berechtigen zur Teilnahme an Abschnitt C, der (obligatorischen) Ausbildung zum „Advanced Certified Rolfer".

Folgende wesentlichen Zulassungsvoraussetzungen bestehen zur Zeit für die Ausbildung (Abschnitt A): Absolvierung der zehn Grundsitzungen des Rolfing

- Mindestalter 25 Jahre
- Abitur und Hochschulabschluß. Diese Vorbedingung kann in besonderen Einzelfällen erlassen werden.
- Umfassende Anatomie- und Physiologiekenntnisse
- Schriftliche Zulassungsarbeit über anatomische und physiologische Fragestellungen
- Massagekenntnisse und -erfahrung
- Psychologische Befähigung und Einfühlungsvermögen
- Empfehlungsschreiben des Rolfers, bei dem die Rolfing-Stunden genommen wurden

- Annahme zur Ausbildung durch ein Komittee des Rolf-Instituts während eines entsprechenden Auswahlseminars.

Ausführliche Richtlinien sind erhältlich beim Europäischen Büro des Rolf-Instituts (Adresse im Anhang).

Anhang

Eine Adressenliste aller europäischen Rolfer(innen), von Rolfing-Movement-Lehrern sowie die Ausbildungsrichtlinien erhalten Sie beim:

Rolf Institut
Europäisches Büro
Friedrichstraße 20
D-8000 München 40
Tel. 089/39 68 02

Weitere deutschsprachige Literatur über Rolfing:

Ida P. Rolf: Rolfing. Strukturelle Integration. Gleichgewicht und Wandel der Körperstruktur, München 1989

Peter Schwind: Alles im Lot. Rolfing, der Weg zu körperlichem und seelischem Gleichgewicht, München 1985

Don Johnson: Wie der Körper des Proteus. Rolfing und die menschliche Flexibilität, Essen 1980

Manuela Brinkmann: Unterwegs zur Vollkommenheit. Rolfing und NLP – Körper und Geist, eine Ganzheit kommt sich näher, Paderborn 1989

Quellennachweis der Abbildungen

Rolf Institute for Structural Integration, Boulder (CO/USA):
Abb. 1 und 2

Hans Georg Brecklinghaus:
Abb. 4, 6, 7, 8, 9

PAL Verlagsgesellschaft:
Abb. 3, 5